Hans H. Rhyner

Gesund und schön durch Yoga

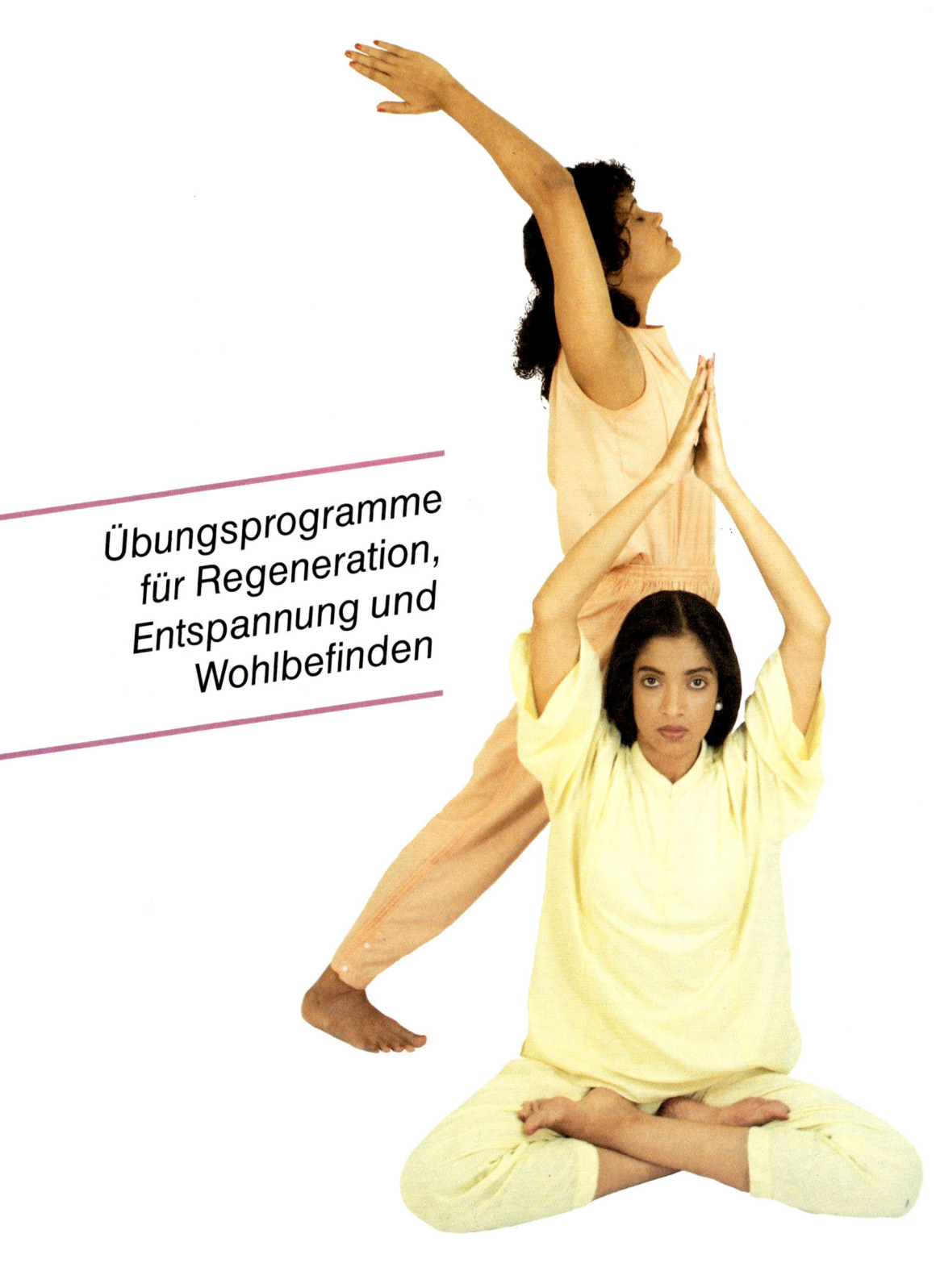

Übungsprogramme
für Regeneration,
Entspannung und
Wohlbefinden

HANS H. RHYNER

Gesund und schön durch Yoga

Mit Ayurveda-Ratgeber

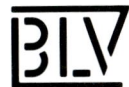

Die Deutsche Bibliothek –
CIP-Einheitsaufnahme

Gesund und schön durch Yoga:
mit Ayurveda-Ratgeber; Übungs-
programme für Regeneration,
Entspannung und Wohlbefinden/
Hans H. Rhyner. – München; Wien;
Zürich; BLV, 1991
ISBN 3-405-14062-5
NE: Rhyner, Hans H.

BLV Verlagsgesellschaft
München Wien Zürich
8000 München 40

© 1991 BLV Verlagsgesellschaft
mbH, München

Satz: Satzzentrum, München
Druck und Bindung:
Pustet, Regensburg

Printed in Germany
ISBN 3-405-14062-5

Inhalt

Das ganzheitliche Gesundheitskonzept

Das wohl umfassendste Gesundheitsverständnis finden wir in den altindischen Veden. Diese heiligen Schriften stammen aus vorbuddhistischer Zeit. Damals versammelten sich Weise, Mystiker und Könige aus allen Himmelsrichtungen mit dem Ziel, zum Wohle der künftigen Menschengenerationen alles Wissen, welches bislang nur in mündlicher Form überliefert worden war, niederzuschreiben.

Diese Schriften wurden in alle Welt gesandt. Über die Jahrhunderte entstanden neue Kulturen, verschwanden wieder und so auch ihre Weisheiten. Selbst auf dem indischen Subkontinent, wo die Veden ihre Wurzeln haben, geriet ein Teil in Vergessenheit. Dennoch ist uns ein Wissensschatz ohnegleichen geblieben. Das Argument, die Veden seien nur für Inder bestimmt, ist falsch; denn wenn man sagt, das Empire State Building sei 250 Meter hoch, so ist dies nicht »amerikanisches Wissen«, sondern besitzt Allgemeingültigkeit und behält diese überall zu jeder Zeit.

Der aufgeklärte Abendländer besteht in der Mehrzahl darauf, seine Erfahrungen selbst zu sammeln, fällt dabei aber meistens in den tiefen Graben, der zwischen dem Beobachter und dem Beobachtenden entsteht. Um dies zu vermeiden, muß eine Verbindung zwischen Subjekt und Objekt geschaffen werden.

Yoga stellt diese Verbindung dar, denn Yoga offenbart dem sensiblen Menschen die Wahrnehmung ganzheitlichen Wissens.

Es kann nur zu unserem Vorteil gereichen, die Urquellen menschlicher Weisheit in unsere Zeit miteinzubeziehen.

Die Veden bieten ein solches allumfassendes Wissen, denn hier bedeutet Gesundheit nicht lediglich Absenz von Krankheit, sondern das körperliche, mentale, intellektuelle, gesellschaftliche und spirituelle Wohlbefinden eines Individuums. Dieses ganzheitliche Gesundheitskonzept soll eine Lebensdauer von 100 Jahren gewährleisten, die es ermöglicht, den vier prinzipiellen Lebensinstinkten DHARMA (Religiosität), ARTHA (wirtschaftlicher Fortschritt), KAMA (Sinnesfreuden) und MOKSHA (Befreiung von Geburt und Tod) nachzukommen. Entsprechend weit entwickelt ist daher die vedische Wissenschaft zur Erhaltung der körperlichen und mentalen Gesundheit, AYURVEDA, sowie das System zur intellektuellen und spirituellen Weiterentwicklung, YOGA.

Die klassische Literatur über Yoga unterstreicht die Bedeutung von Yoga zur mentalen Transformation und Bewußtseinserweiterung, zeigt aber bereits das immense Gesundheitspotential. Die Yoga-Meister beobachteten, wie die einzelnen Übungen sie und ihre Schüler frei von bestimmten Krankheiten hielten. Diese Erkenntnisse wurden über die Jahrhunderte hinweg in zusätzlicher Yoga-Literatur festgehalten.

Auch sogenannte neue Gesundheitsmethoden, wie Autogenes Training, Atemtechniken, Stretching, Rückführungen, Chakra-, Farb- und Edelsteintherapien etc. haben ihre Wurzeln in der alten Yoga-Philosophie.

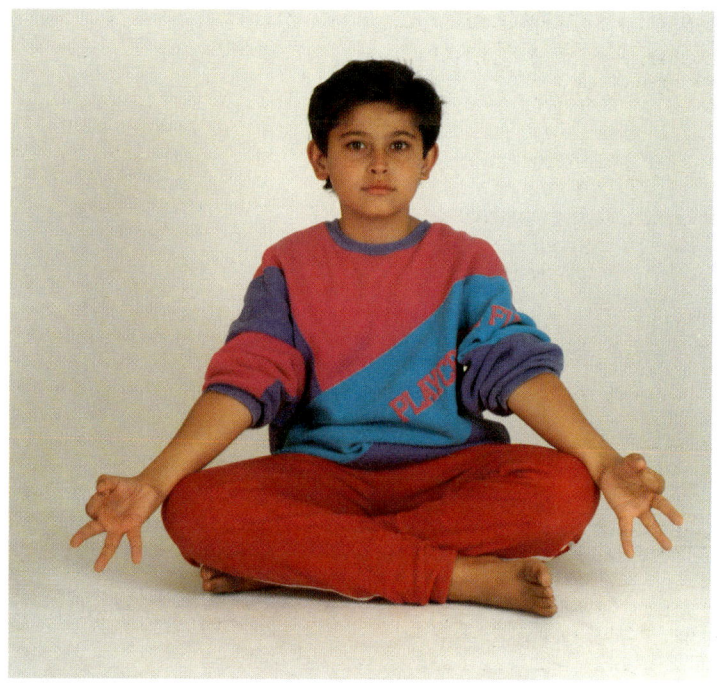

Wie steht es um Ihre Gesundheit?

Weg vom Streß

Yoga ist nicht als Fitneßprogramm zu verstehen. Bereits das Wort »fit« oder »Fitneß« beinhaltet Streß, denn es steht für Ehrgeiz, Konkurrenzdenken, »es den anderen zeigen wollen« etc. Fit für was – um in unserer freizeitorientierten Welt selbst konsumiert zu werden? Vielmehr sollten wir lernen, den Streß abzulegen, uns zu entspannen und uns wieder auf uns selbst zu besinnen. Yoga hilft uns dabei, denn Yoga entwickelt die ganze Person von innen heraus.

Panem et circenses

Der Mißbrauch von Sport über die Jahrhunderte hinweg für nationale und kommerzielle Zwecke läßt kaum eine objektive Beurteilung seiner Auswirkungen auf Gesundheit und Geist zu. Tatsache ist, daß die Lobpreisungen der Interessengruppen weit übertrieben sind und die negativen Auswirkungen auf Mensch und Umwelt gern verschleiert oder heruntergespielt werden. Moderne Wissenschaftler, wie Prinzinger, haben Theorien erarbeitet, wonach die Lebenserwartung direkt mit dem Energieverbrauch in Zusammenhang gebracht wird, d. h. je aktiver ein Lebewesen, um so kürzer sein Leben. Die klassischen Yoga-Texte bestätigen diese These seit Jahrtausenden auf folgende Weise:
Unsere Lebensdauer besteht aus einer genau vorbestimmten Anzahl von Atemzügen. Verlangsamen wir das Atmen, so verlängert sich unser Leben; Verschwendung von Atemzügen hingegen reduziert unsere Lebensdauer. Ein hoher Energieverbrauch unseres Körpers bewirkt automatisch eine beschleunigte Atmung. Gleichermaßen erhöhen Wut, Aufregung, Streß und andere emotionalen Reaktionen die Atmungsgeschwindigkeit.

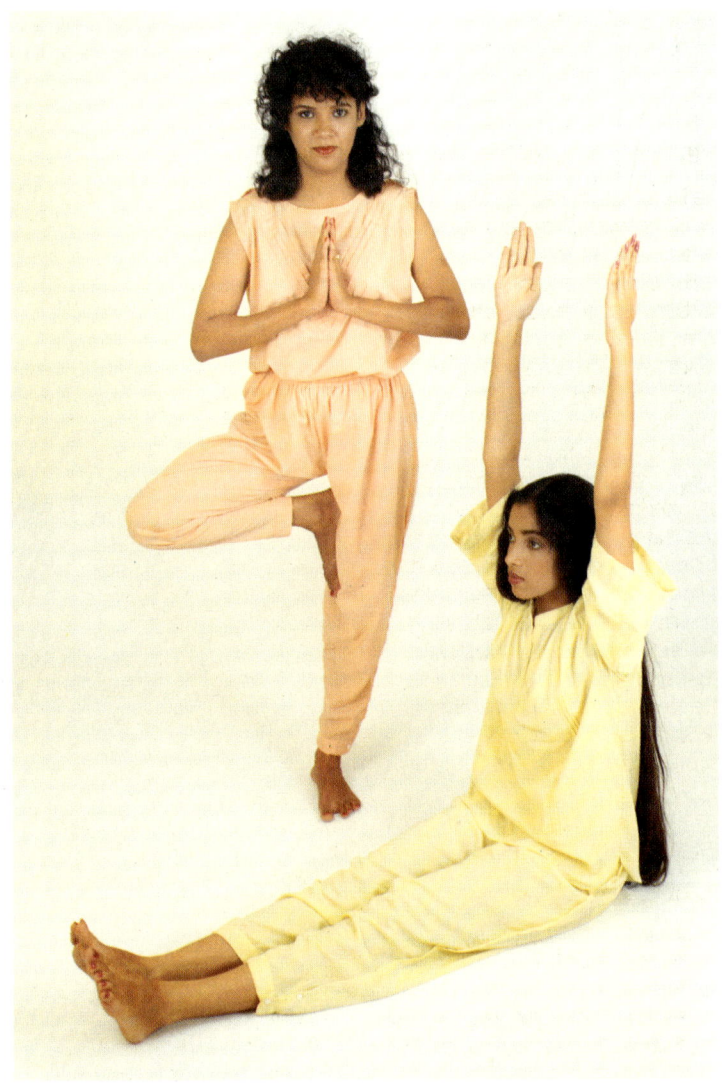

Das bedeutet, daß Nutzen und Schaden im modernen Sport genau abgewogen werden müssen. Dagegen benötigen Yoga-Übungen nicht nur einen minimalen Aufwand an Energie, welche bereits während des Praktizierens durch Yoga-Atmung und meditative Asanas ersetzt wird, vielmehr fließt Körper und Geist mehr Energie (Prana) zu, als diese verbrauchen.

Yoga der Wahrnehmung

Die Natur offenbart ihr Mysterium nur dem Fähigen. Denn wie gefahrvoll Naturgeheimnisse (z. B. Atomphysik) in Händen von achtlosen oder gar skrupellosen Menschen sind, zeigt uns die Geschichte. Zu unserem eigenen Schutz verschleiert die Natur deshalb ihr Geheimnis; obwohl Wissen eigentlich immer präsent ist, wird es doch nicht heute erfunden und morgen vergessen. Das durch Yoga geweckte und empfindsam gemachte Bewußtsein eines jeden kann diese »unsichtbaren« Kräfte lebendig erfahren. Die wörtliche Übersetzung von Yoga ist »Verbindung«, d. h. Yoga stellt die Verbindung zwischen dem Ausübenden und dem Wissen her.

Der Skorpion und das Krokodil

Diese Geschichte aus den berühmten Tierfabeln von Hitopadescha illustriert auf schöne Weise, wie es demjenigen ergeht, der sich wider besseren Wissens nicht ändern will:

Auf einer langen Reise erreicht ein Skorpion einen mächtigen Fluß. Da weit und breit kein Fährmann zu sehen war, wanderte er am Ufer entlang. Bald stieß er auf ein Krokodil, das sich in der Sonne wärmte.

»Guten Tag, Krokodil, willst du mich nicht auf deinem Rücken ans andere Ufer tragen?« fragte der Skorpion.

»Wo denkst du hin«, antwortete das Krokodil. »Du könntest mich stechen und ich würde dann sterben.«

»Natürlich ist mein Stachel tödlich, doch weiß ich wohl, daß, wenn ich zustechen würde, dies den Untergang für uns beide bedeutete«, argumentierte der Skorpion.

»Das hört sich vernünftig an. So setz' dich auf meinen Rücken«, meinte das Krokodil gutmütig und schwamm mit seinem Passagier behutsam durch die Fluten. Inmitten des Flusses schrie das Krokodil plötzlich laut auf.

»Au, jetzt hast du mich doch gestochen! O weh, gleich werden wir beide sterben. Wie konntest du nur solch eine Dummheit begehen, du Mörder!«

Darauf antwortete der Skorpion: »Es ist meine Natur zu stechen. Ich konnte einfach nicht dagegen ankämpfen.«

Wenn es uns nicht wie dem Skorpion und dem Krokodil ergehen soll, müssen wir lernen, die für uns schädlichen Gewohnheiten durch positive zu ersetzen. Yoga wird uns dabei unterstützen. Beginnen wir gleich damit, unseren gegenwärtigen Gesundheitszustand zu analysieren.

Die Bestandsaufnahme

Jeder kluge Kaufmann plant von Zeit zu Zeit eine Bestandsaufnahme seiner finanziellen Situation. Mit Hilfe einer Bilanz kann er die gewünschten Informationen erhalten. Das gleiche gilt für unseren Körper und unsere Gesundheit. Es wäre tödlich, einfach in den Tag hineinzuleben und zu denken, solange es einem gut geht, brauche man nichts zu unternehmen. Unsere Gesundheit ist unser größtes Kapital, daher sollten wir die komplizierte Apparatur unseres Körpers täglich beobachten. Schon kleine Veränderungen geben Aufschluß darüber, daß der Körper ein kränkelndes Organ aufweist oder Abwehrmaßnahmen ergreift, um sich gegen schädigende Umwelteinflüsse zu schützen. Das Motto lautet somit: **Vorbeugen ist besser als heilen.** Deshalb ist eine allmorgendliche Bestandsaufnahme unerläßlich, worauf wir dann unseren Tagesablauf abstimmen können. Vorbeugende Maßnahmen – wie Anpassen der Ernährung, wärmende oder kühlende Kleidung, speziell ausgewählte Asanas etc. – verhindern oft das Ausbrechen einer Krankheit. Auch der Wechsel der Jahreszeiten, andere Umwelteinflüsse, Erkrankungen von Familienmitgliedern oder Arbeitskollegen müssen in diese Überlegungen miteinbezogen werden. Zu einer solchen Bestandsaufnahme gehört auch die Feststellung, wie beweglich wir sind.

Der Beweglichkeitstest

Unser Beweglichkeitstest besteht aus der ersten Serie von Yoga-Übungen, die Sie auch später – unabhängig von diesem Test – praktizieren können.

Eine der ältesten Yoga-Übungen, das Suryanamaskara (Begrüßung der Sonne), gibt uns sehr schnell Aufschluß über unsere körperliche Verfassung. Diese Übung besteht aus 12 Positionen. Jede Position ist der Gegenzug der vorhergehenden und streckt den Körper auf eine andere Art und Weise. Der Brustkasten wird abwechselnd expandiert und wieder kontrahiert. Durch dieses Dehnen und Zusammenziehen wird auch die Atmung kontrolliert. Täglich praktiziert, verbessert diese Übung die Flexibilität von Wirbelsäule und Gelenken und dient als ideales Aufwärmtraining vor jeder Yoga-Sitzung.

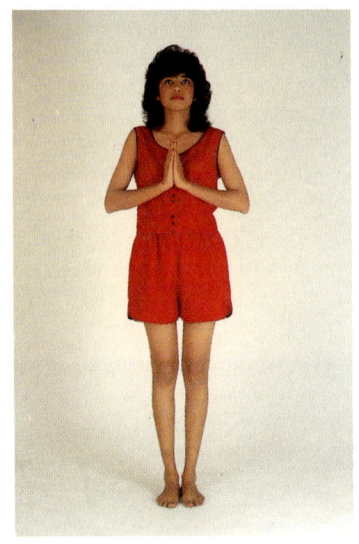

Position 1

Stellen Sie sich aufrecht hin, die Füße sind dicht nebeneinander und die Hände in Gebetshaltung vor der Brust. Überprüfen Sie, ob Ihr Körpergewicht gleichmäßig verteilt ist. Atmen Sie aus.

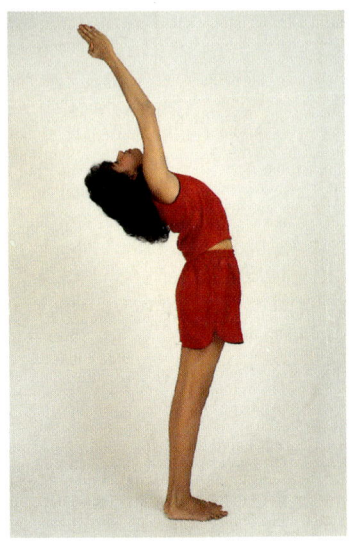

Position 2

Atmen Sie ein, während Sie gleichzeitig die Hände über den Kopf hinweg nach hinten strekken und die Wirbelsäule zurückbeugen. Drücken Sie die Hüften nach vorne. Entspannen Sie die Nackenmuskeln. Die Beine bleiben zusammen.

Suryanamaskara – Sonnenbegrüßung

Die 12 Positionen sollten sanft ineinander übergehen, ohne ruckartige Bewegungen. Achten Sie dabei auf die vorgeschriebene Atmung. Von dem Moment an, wo die Handflächen den Boden berühren (Position 3), bis zu Position 10 sollen die Hände am gleichen Ort bleiben. Versuchen Sie, diese Übung so gut wie möglich auszuführen, ohne jedoch zuviel Druck auf Gelenke und Rücken auszuüben. Schon nach wenigen Tagen des Praktizierens wird Ihnen Suryanamaskara lieb und teuer sein.

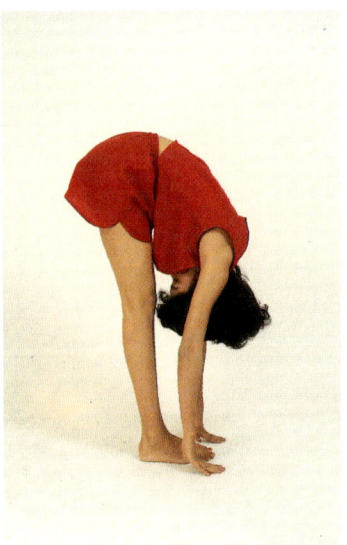

Position 3

Während Sie langsam und gleichmäßig ausatmen, beugen Sie den Oberkörper nach vorne, bis Ihre Handflächen (oder zu Anfang Ihre Fingerspitzen) auf dem Boden neben Ihren Füßen zu ruhen kommen. Falls nötig, beugen Sie Ihre Knie ein wenig.

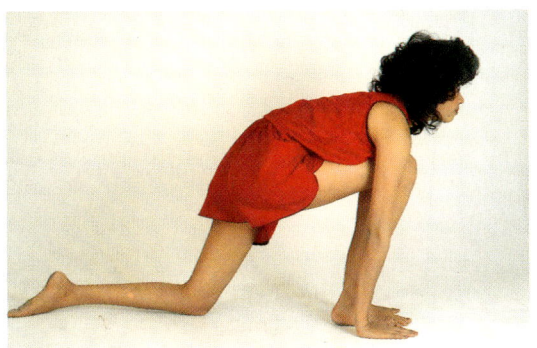

Position 4

Während des Einatmens nun das linke Bein ganz nach hinten nehmen, bis das linke Knie den Boden berührt. Beugen Sie den Rücken nach hinten und heben Sie Ihr Kinn so hoch wie möglich.

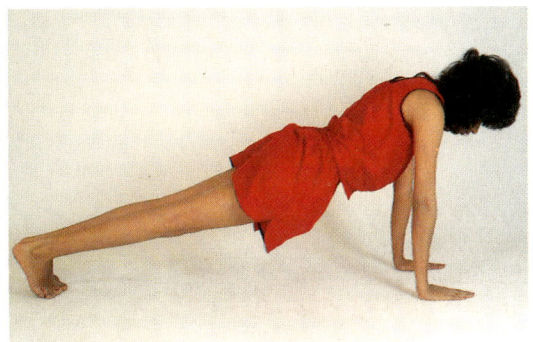

Position 5

Halten Sie den Atem an und bringen Sie Ihr rechtes Bein nach hinten. Das Körpergewicht wird jetzt nur von den Zehen und Händen getragen. Körper und Kopf bilden eine gerade Linie. Die Augen sind auf den Boden zwischen den Händen gerichtet.

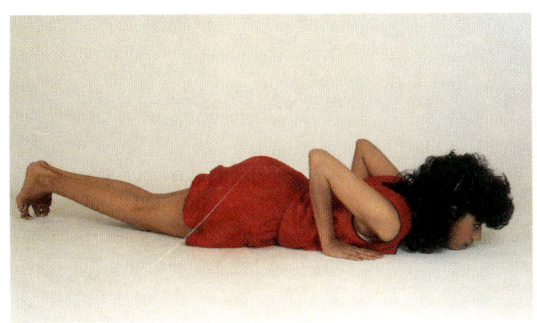

Position 6

Ausatmen und nun zuerst die Knie, dann den Brustkorb, den Kopf und schließlich den ganzen Körper auf den Boden bringen. Die Hüften bleiben oben und die Zehen auf dem Boden.

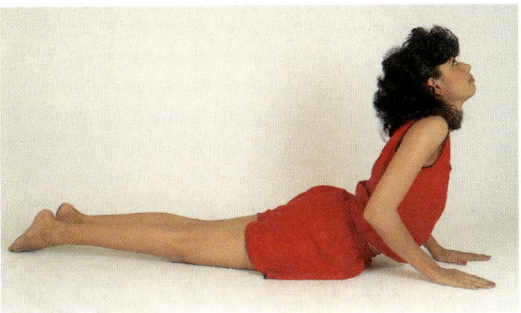

Position 7

Nun legen Sie beide Handflächen unter den Schultern auf dem Boden auf. Während Sie langsam tief einatmen, biegen Sie den Oberkörper vom Nabel aufwärts nach hinten. Dazu sollten Sie vor allem die Rückenmuskulatur einsetzen; die Arme sollen die Bewegung lediglich unterstützen. Das Kinn halten Sie dabei so hoch wie möglich.

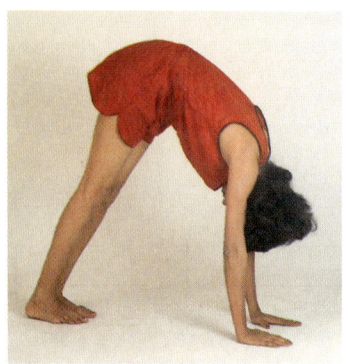

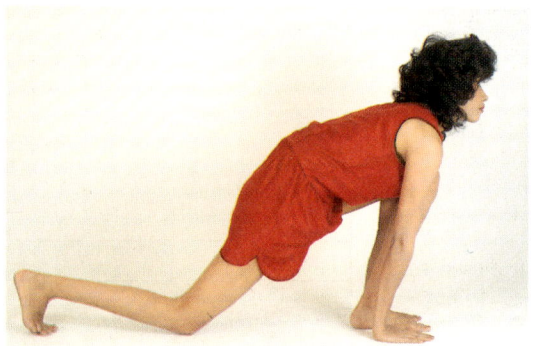

Position 8

Ausatmen, Arme und Beine durchstrecken. Die Hüften so hoch wie möglich emporstrekken, Ihr Körper bildet dabei die Form von einem umgekehrten V.

Position 9

Einatmen und den linken Fuß neben die linke Hand stellen. Das rechte Knie bleibt am Boden. Den Rücken nach hinten biegen und das Kinn so weit wie möglich emporstrecken.

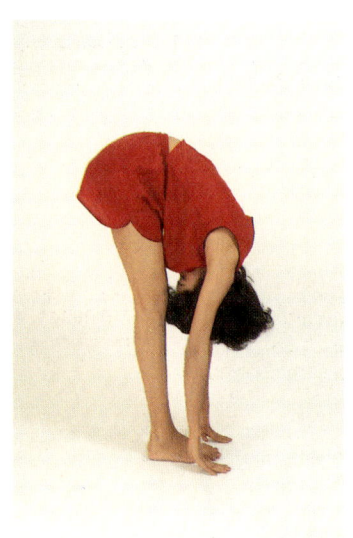

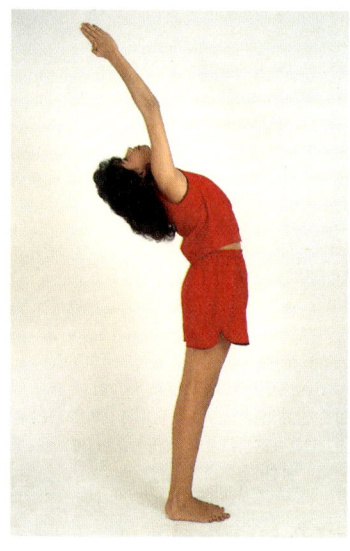

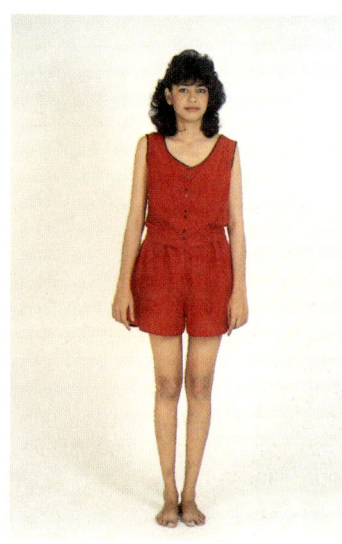

Position 10

Ausatmen und nun den rechten Fuß neben die rechte Hand stellen. Der Körper bleibt ganz nach vorne gebeugt wie in Position 3, Seite 8.

Position 11

Einatmen, den Oberkörper nach hinten biegen. Die Arme über den Kopf hinweg nach hinten strecken, die Handflächen gegeneinanderpressen wie in Position 2.

Position 12

Nun atmen Sie aus und bringen Ihren Körper langsam wieder in eine aufrechte Position. Die Arme entspannen und seitlich hängen lassen.

Tragen Sie nun Ihr Übungsergebnis in die nebenstehende Tabelle ein, indem Sie den jeweiligen Punktwert der Spalten »nicht geschafft«, »mit Mühe geschafft« und »geschafft« ankreuzen; dann zählen Sie die Punkte der beiden mittleren Spalten zusammen.

Bestanden haben Sie diesen Test bereits, wenn Sie bis hierher geübt haben. Eine genaue Bestandsaufnahme über Ihre Beweglichkeit gibt die folgende Punkteauswertung.

Beweglichkeitstest

Position	nicht geschafft	mit Mühe geschafft	geschafft
1	keine Punkte	keine Punkte	keine Punkte
2	3	1	0
3	5	3	0
4	4	2	0
5	2	1	0
6	2	1	0
7	4	3	0
8	3	2	0
9	4	2	0
10	5	3	0
11	4	2	0
12	keine Punkte	keine Punkte	keine Punkte
Ihre Bewertung			

Punktestand:

Punkteauswertung

0 Punkte:
Ausgezeichnet. Sie werden viel Freude an Yoga finden, denn die meisten Übungen können Sie mühelos ausführen und sich dabei vermehrt auf die mentale und spirituelle Weiterentwicklung konzentrieren, Sie sind der ideale Yoga-Kandidat.

1–9 Punkte:
Zufriedenstellend. Schon nach kurzer Zeit werden Sie 0 Punkte erreichen können.

10–18 Punkte:
Versteift. Nach ca. 2 Monaten Yoga können auch Sie die Bestnote erreichen.

19–27 Punkte:
Kritisch. Mit zunehmendem Alter wird sich Ihr Zustand noch verschlechtern. Höchste Zeit also, ein intensives Yoga-Programm zu beginnen. Achten Sie vor allem auf Ihre Ernährung (weniger Fleisch, dafür leichte, warme Vollwertkost).

28–36 Punkte:
Akut. Wahrscheinlich sind Sie übergewichtig und geben viel Geld für Ärzte und Medikamente aus. Eine Ayurveda-Entschlakkungskur, tägliche Ölmassagen und eine Vollwertdiät, die auf keinen Fall Verstopfung verursachen darf, sind angebracht. Dennoch sollten Sie mit einem täglichen Yoga-Programm umgehend beginnen.

Ihr persönliches Übungsprogramm

Wie bereits in der Einleitung über das ganzheitliche Gesundheitskonzept beschrieben, lehrt das klassische Yoga-System die vollkommene Beherrschung von Körper und Geist, um den ursprünglichen Einklang mit ISHWARA, der kosmischen Wahrheit, wiederherzustellen. Dieses sicher sehr erstrebenswerte Ziel ist nicht leicht zu erreichen. So fordern die Tejabindu Upanishaden von einem Yoga-Schüler, daß er mindestens 3 Stunden (1 prahara) stabil in einem Asana (Körperhaltung) verweilen kann. Wenn erwiesenermaßen schon einige wenige Minuten der Yoga-Übung großen gesundheitlichen Nutzen erbringen, können wir uns ausmalen, welch ungeheure Wirkung ein solch rigoroses Praktizieren von Yoga haben muß.

Der bekannte, heute über 95jährige Yogameister Shri Yogendraji lernte von seinem Meister Paramahamsa Madhavdasji (1798–1921) das traditionelle Yoga. Vor 70 Jahren begann er in Zusammenarbeit mit Medizinern seine Forschungstätigkeit, wobei er als erster das Gesundheitspotential von Yoga wissenschaftlich belegen konnte.

Wir befolgen hier das von ihm erarbeitete, bewährte Übungssystem, welches uns beim Zusammenstellen unseres eigenen Programmes unentbehrlich sein wird.

Zum besseren Verständnis teilt er die Asanas in drei Hauptgruppen ein: meditative Asanas, kurative Asanas und Asanas zur Entspannung. Dazu kommen die Atemübungen, Pranayama, welche die nächste Stufe des klassischen Yoga-Systems bilden (siehe hierzu auch untenstehende Übersicht).

Patanjalis Yoga-System

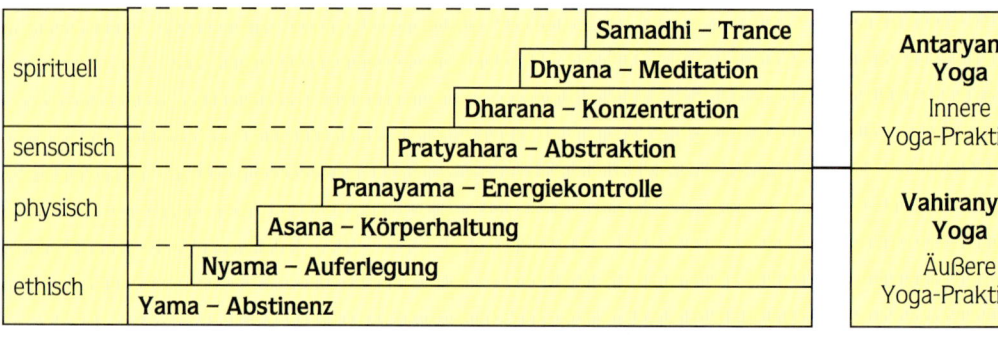

spirituell					Samadhi – Trance	**Antaryana-Yoga**
				Dhyana – Meditation		Innere Yoga-Praktiken
			Dharana – Konzentration			
sensorisch		Pratyahara – Abstraktion				
physisch		Pranayama – Energiekontrolle				**Vahiranya-Yoga**
	Asana – Körperhaltung					Äußere Yoga-Praktiken
ethisch	Nyama – Auferlegung					
	Yama – Abstinenz					

Diese Übersicht veranschaulicht das klassische Yoga-System von Patanjali, das über acht Stufen zur Perfektion führt. Andere Autoren wie Swatmarama (Hatha Yoga Pradipika) lassen die beiden ersten, ethischen Stufen, Yama und Nyama, die Abstinenz und Selbstkontrolle verlangen, völlig außer acht. Er ist der Auffassung, daß erst einmal der ganze Körper einem gründlichen Reinigungsprozeß unterzogen werden sollte, dem Satkriyas (s. Seite 87). Hier besteht eine direkte Verbindung zur Ayurveda. Dort wird diese Entschlackungs-Methode Panchakarma genannt (s. Seite 87). Die Ayurveda-Ärzte sind wie Swatmarama der Ansicht, daß dem Patienten keine Medizin helfen könne, solange der Körper voller Toxine ist.

Das Panchakarma-System ist so erfolgreich, daß nach erfolgter Applikation bereits 80 Prozent der Patienten geheilt sind und die Anwendung von stärkeren Medikamenten entfällt.

Meditative Asanas

Wie der Name besagt, dienten diese Asanas den Yogis hauptsächlich zur Meditation und Kontrolle des Geistes. Diese Gruppe stellt auch die ältesten in den Veden und Upanischaden erwähnten Übungen dar. Zweifelsohne gehen von diesen Stellungen auch große therapeutische Kräfte aus. Meditative Asanas empfehlen sich insbesondere für Menschen mit einem zu hohen Blutdruck, sexueller Schwäche, Menstruationsbeschwerden, Streßauswirkungen, Unsicherheit, Angstgefühlen, Schlaflosigkeit etc.

Kurative Asanas

Kurative Asanas stärken den ganzen Körper, schützen vor Krankheiten und verlangsamen den Alterungsprozeß. Sie lassen sich folgendermaßen unterteilen:

Asanas für die Körperglieder

Diese erhalten die Beweglichkeit der Gelenke, Muskeln und Bänder einzelner Körperglieder, beseitigen Fett, entspannen, korrigieren Haltungsschäden, beugen Zerrungen und Knochenbrüchen vor und verbessern die neuromuskuläre Koordination.

Asanas für die Wirbelsäule

Diese wichtigen Asanas gliedern sich auf in:
1. vertikales Strecken,
2. seitliches Biegen nach rechts,
3. seitliches Biegen nach links,
4. Biegen nach vorn,
5. Biegen nach hinten,
6. Drehung nach rechts,
7. Drehung nach links.

Außer Punkt 1, dem vertikalen Strecken der Wirbelsäule, dürfen Sie diese Asanas nur gruppenweise üben. Das heißt, einem seitlichen Biegen nach rechts muß unmittelbar die Gegenübung, ein Biegen nach links, folgen (Gruppe 2 + 3, 4 + 5, 6 + 7). Da der Wirbelsäule sowohl der wichtigste Mechanismus wie auch das Nervenzentrum unseres Organismus innewohnt, müssen Asanas für die Wirbelsäule in jedes Übungsprogramm eingebaut werden. Dies gewährleistet Abhilfe und Vorbeugen gegen alle Arten von Rückenschmerzen und eine spürbare Erhöhung der Vitalität.

Asanas zur Kompression des Unterleibes

Mit Hilfe dieser Übungen werden die inneren Organe, ähnlich einem Schwamm, der durch Zusammendrücken gereinigt wird, entschlackt und anschließend kräftig durchblutet.
Diese Asanas helfen vor allem bei Blähungen oder Verstopfung und gewährleisten damit auch eine gesunde Haut.

Asanas zur Umkehrung der Blutzirkulation

Bei der Kopf-nach-unten-Stellung profitieren die im Körper obenliegenden Körperteile. Deshalb beseitigen diese Asanas Probleme der Augen und Ohren, der Nase, des Gehirns und des Halses. Ausgezeichnete therapeutische Wirkung hat diese Übungsgruppe aber auch bei schwachen Blutgefäßen, Krampfadern etc.

Asanas zur Entspannung

Diese Asanas eignen sich vorzüglich zum Einwirkenlassen des vorangegangenen Übungsprogrammes, können aber auch unabhängig davon – z. B. bei Einschlafschwierigkeiten, nach intensiver sportlicher Tätigkeit usw. – eingesetzt werden.

Pranayama – Neue Lebenskraft durch Yoga-Atmung

Der Sanskritname Pranayama setzt sich aus zwei Wörtern zusammen: Prana und Ayama. In unserer abendländischen Kultur kennen wir den Begriff »Lebenshauch« oder »Leben einhauchen«. Prana ist eben dieser Lebenshauch – eine feinstoffliche Energieform, die ständig um uns herum vorhanden ist. Diese Energie, mit der jedoch nicht die Sauerstoffaufnahme gemeint ist, nehmen wir über die Atmung der Lungen, der Haut und insbesondere durch die olfaktorischen Organe im hinteren Teil des Nasenraumes auf, durch die Prana zum Zentralnervensystem und Gehirn gelangt. Aus diesem Grund atmen wir in der Yoga-Atmung immer durch die Nase. Die Aufnahmefähigkeit des Prana kann durch ernsthaftes Praktizieren um ein Vielfaches gesteigert werden. Im Stadium nahe der Perfektion kann Prana normale Nahrungsaufnahme teilweise oder ganz ersetzen, wie dies bei Yogis zu beobachten ist.

Pranayama darf erst am Ende einer Yoga-Sitzung ausgeführt werden, wenn die drei wichtigsten Voraussetzungen bestmöglich vorbereitet sind: NILLUV – Wachsamkeit, KRIYA – Haltung und BHAVANA – Gemütsstimmung. Pranayama führt man am besten in einer meditativen Yoga-Stellung aus. Zuvor entleert man durch ein dreimalig nacheinander folgendes Ausatmen seine Lungen.

Vorbereitungen für Ihr Yoga-Programm

Im Unterschied zu den meisten populären Sportarten nimmt Yoga wenig Zeit in Anspruch und kostet Sie nur den ernsthaften Wunsch, etwas für Ihr Wohlergehen zu unternehmen. Yoga kapselt Sie auch nicht von Ihren Mitmenschen ab, denn Sie können zusammen mit Ihrer Familie oder mit den Freunden üben, was Sie zusätzlich motivieren wird, Ihre Übungen regelmäßig und kor-

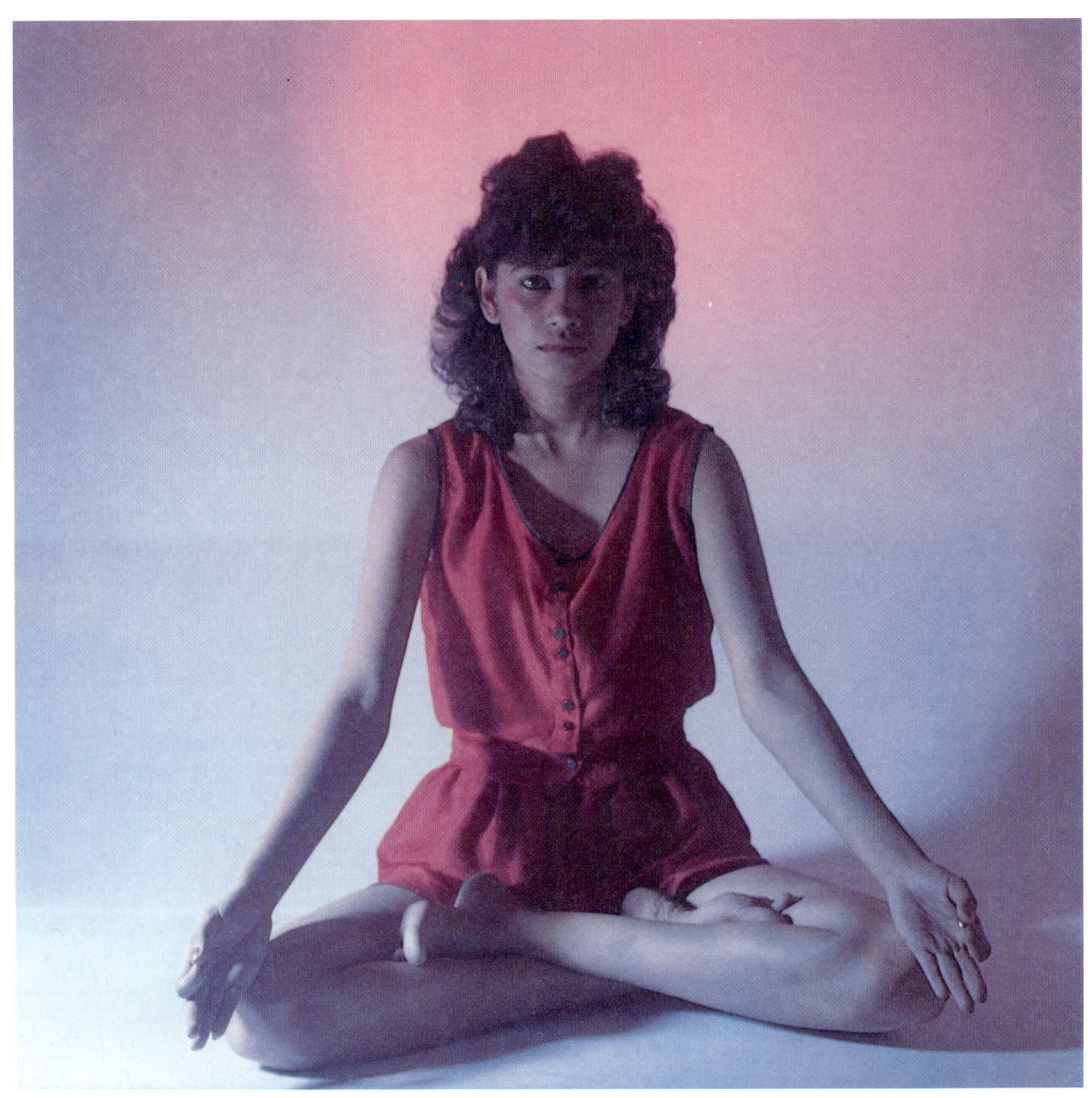

rekt auszuführen – denn aller Anfang ist schwer.

Die beiden wichtigsten Instrumente sind Ihr Körper und Ihr Geist. Wenn Sie sich krank fühlen, dann sehen Sie besser vom Üben ab. Positiv jedoch wirkt Yoga gerade dann, wenn Sie psychische Probleme haben.

Sie können Yoga bei sich zu Hause, am Arbeitsplatz oder auf der Reise praktizieren. Beachten Sie jedoch immer folgende wichtigen Punkte:

1. Tragen Sie leichte, lockere Bekleidung. Nichts darf Sie beim Üben einengen, auch kein zu enger Slip oder BH. Kleidung und Wäsche sollten aus Naturfasern sein, welche die Haut auch atmen lassen. Bevorzugte Farben sind Weiß, ein helles Gelb oder Orange. Meiden Sie die Farben Schwarz, Rot oder grelle Farbtöne. Falls Sie Arbeits- oder andere Kleidung tragen, öffnen Sie die oberen Hemden-, Blusen-, Rock-, oder Hosenknöpfe, Gürtel, Krawatten und dergleichen.

2. Üben Sie nie mit vollem Magen. Einzig Vajrasana eignet sich nach dem Essen als Verdauungshilfe.

3. Entleeren Sie vor Beginn Darm und Blase. Nehmen Sie danach eine kurze Dusche oder spühlen Sie den Mund und waschen Sie Gesicht, Augen, Nase, Hände und Füße mit viel Wasser.

4. Falls Sie sich um- oder ausziehen, so lassen Sie die getragenen Kleider am besten in einem anderen Zimmer.

5. Sie können die Übungen leichter ausführen, wenn Sie barfuß und die Beine unbekleidet sind.

6. Sorgen Sie für genügend saubere, frische Luft.

7. Suchen Sie einen freundlichen, Ihnen vertrauten Ort aus oder schaffen Sie sich einen solchen mit möglichst einfachen Mitteln, wie einer Zimmerpflanze, Blumen, einer Kerze, etwas Räucherwerk oder Duftessenzen. Benützen Sie eine saubere Schilfmatte, Woll- oder Baumwolldecke als Sitzunterlage. Entsprechend den astrologischen Schriften eignet sich der nordöstliche Teil Ihrer Wohnung oder Ihres Hauses am besten zum Üben.

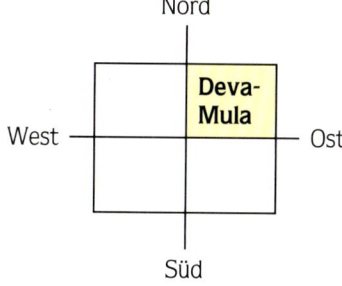

8. Reinigen Sie die Atmosphäre mit einer spirituellen Klangschwingung, indem Sie ein geeignetes Mantra wie »OM«, »OM NAMO BHAGAVATE VASUDEVAYA« oder ein Ihnen liebes Gebet einige Male laut aussprechen.

9. Reinigen Sie Ihre Lungen, indem Sie dreimal hintereinander stark ausatmen, bis keine Luft mehr in Ihren Lungen zurückbleibt. Auf diese Weise werden Toxine und Kohlenstoff, die sich in den Lungen angesammelt haben, ausgestoßen.

Nun können Sie Ihr Yoga-Programm mit optimalen Voraussetzungen beginnen.

Zusammenstellen einer individuellen Übungsfolge

Ihr Übungsprogramm setzen Sie am sinnvollsten aus folgenden Blöcken zusammen:

Block I
1 Meditatives Asana   2–5 Min.

Block II
2–4 Asanas für die
Körperglieder   6–12 Min.

Block III
1 Meditatives Asana   2–5 Min.

Block IV
3–6 Asanas für die
Wirbelsäule   9–18 Min.

Block V
1 Entspannungs-
übung   3–5 Min.

Block VI
1 Übung zur Kompression
des Unterleibes   2–5 Min.

Block VII
1 Übung zur Umkehrung
der Blutzirkulation   1–3 Min.

Block VIII
1 Entspannungs-
übung   3–5 Min.

Block IX
2 Pranayama-
Übungen   4–6 Min.

Spezialprogramme finden Sie im »Kurzprogramm für Eilige« (s. Seite 76) oder mit Hilfe Ihrer Ayurveda Dosha-Analyse im Kapitel »Yoga und Ayurveda« (s. Seite 82).

Für den Morgen

Je früher, desto besser: Das Morgenprogramm

Wie im letzten Kapitel beschrieben, eignet sich der Morgen vorzüglich für Yoga. Die Knochen sind zwar noch ein bißchen steif und Sie fühlen sich vielleicht noch etwas müde, doch nach kurzem Üben können Sie den Energiestrom durch Körper und Gehirn fließen spüren. Die meditativen Asanas helfen Ihnen, den Tag auch bei intensivster Arbeitsbelastung nicht schon gestreßt, sondern mit einem kühlen Kopf zu beginnen und den so wichtigen Überblick zu behalten.

Machen Sie es sich zur Gewohnheit, Darm und Blase bereits frühmorgens, noch bevor Sie mit den Yoga-Übungen anfangen, zu entleeren. Dabei helfen Ihnen die Tips im Kapitel »Ihrer Schönheit zuliebe« (s. Seite 84). Während Sie ins Badezimmer gehen, können Sie den Übungsraum kräftig durchlüften.

Hier eine Kurzübersicht über Art, Name (Sanskrit und Deutsch) und Dauer der einzelnen Übungen:

Morgenprogramm: 35 Minuten

Folge	Art der Übung	Name der Übung		Min.
1	Meditativ	**Bhadrasana**	Prisma	3
2	Kurativ	**Talasana 2**	Palme 2	2
3	Kurativ	**Konasana 2**	Dreieck 2	2
4	Kurativ	**Vihrasana**	Heldenpose	2
5	Meditativ	**Vrishasana**	Stärkungshaltung	3
6	Kurativ	**Yogamudra**	Ganzheitssymbol	2
7	Kurativ	**Halasana**	Pflug	2
8	Kurativ	**Bhujangasana**	Schlange	2
9	Kurativ	**Dhanurasana**	Bogen	2
10	Entspannend	**Makarasana**	Krokodil	2
11	Kurativ	**Vakrasana**	Drehsitz	2
12	Kurativ	**Pavanmukta 1**	Antimeteorismus 1	2
13	Kurativ	**Viprita-Karani**	Umgekehrte Haltung	2
14	Entspannend	**Savasana**	Toter Mann	3
15	Atemübung	**Pranayama 1**	Rippenatmung	2
16	Atemübung	**Pranayama 2**	Zwerchfellatmung	2

Im folgenden werden die Ausführungen und die Wirkung jeder Übung genau beschrieben. Was die Dauer oder die Wiederholung jeder Übung angeht, so bedeutet

minimal	normal	maximal

Die jeweiligen Übungsvarianten sollten Sie sich erst vornehmen, wenn Sie die Grundübung beherrschen.

Übung 1: Bhadrasana – Prisma

Ausführung

Auf dem Boden sitzend beide Fußsohlen zusammenbringen und so nahe wie möglich zum Gesäß ziehen. Die Hände auf die Knie legen und langsam nach unten drücken. Der Oberkörper bleibt aufrecht, die Atmung tief und entspannt.

Dies ist keine leichte Übung. Verzagen Sie nicht, wenn Ihre Knie noch weit vom Boden entfernt sind. Wichtig ist, daß die Muskulatur der Schenkel und Hüften gedehnt wird. Die Übung wird leichter, wenn man sich mit dem Rücken gegen eine Wand abstützt.

2 Min.	3–5 Min.	10–15 Min.

Wirkung

Sie spüren sofort, wie die untere Beckengegend wohltuend durchblutet wird. Bhadrasana stärkt die Reproduktionsorgane beider Geschlechter. Bei Frauen erhöht sich die Fruchtbarkeit, bei Männern werden frühzeitige Ejakulation, nächtliche Samenergüsse und schwache Erektion verhindert. Die Übung dient als gute Vorbeugung bei Menschen mit einer Neigung zur Hernie. Die Yogis bedienen sich dieses Asanas, um vollkommene Beherrschung über den Sexualtrieb zu erlangen.

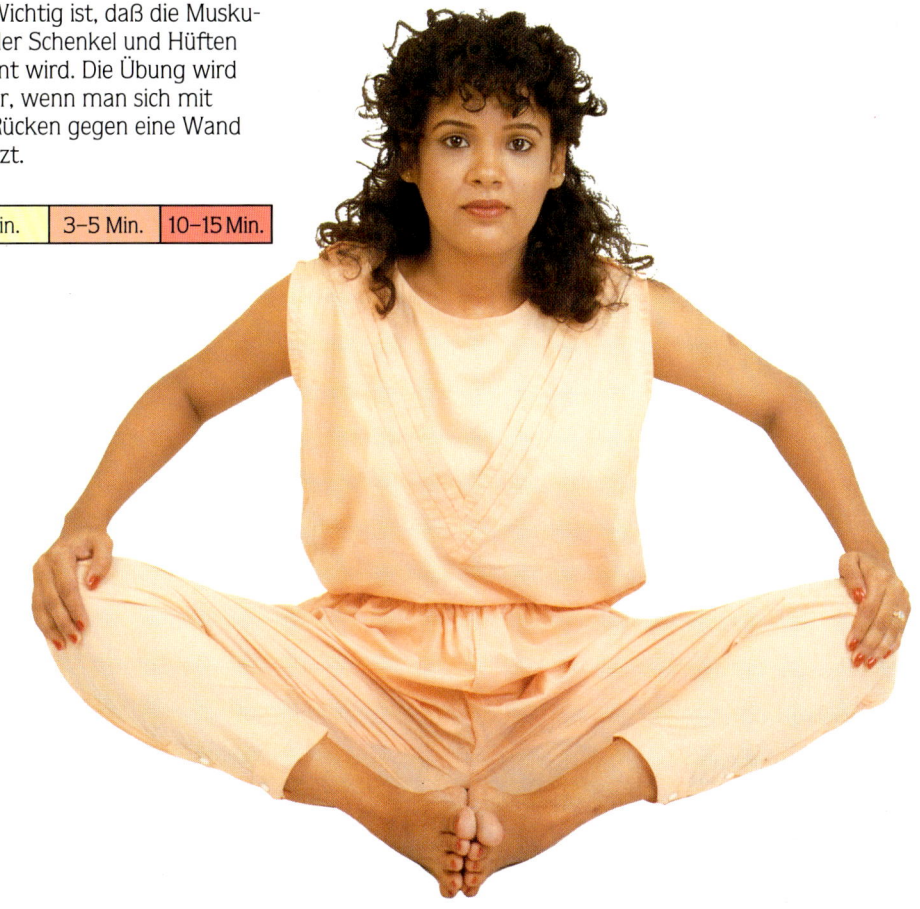

Für den Morgen

Übung 2:
Talasana 2 –
Palme 2

Ausführung

Aufrecht stehen, die Füße etwas auseinander. Um das Gleichgewicht zu halten, sind die Augen auf einen Punkt fixiert. Die Arme hängen locker seitlich des Körpers. Einatmen in 4 Sekunden, während beide Arme über den Kopf gestreckt werden, und die Fersen gleichzeitig vom Boden heben. Der Atem wird nun für 8 Sekunden angehalten, während der Körper in maximaler Streckhaltung verbleibt. Ausatmen, die Arme langsam und gleichmäßig nach unten bringen. Gleichzeitig aus dem Zehenstand herauskommen, bis der ganze Fuß wieder auf dem Boden ruht. Anschließend einatmen und wieder in die gestreckte Haltung gehen.

5 x	10 x	20 x

Wirkung

Bessere Kontrolle des Gleichgewichts. Das vertikale Strecken der Wirbelsäule streckt die inneren Organe. Verbunden mit der rhythmischen Atmung wird die Lungenkapazität erhöht und die Atmungsmuskulatur gestärkt, was von großem Nutzen für Asthmatiker ist. Der Körper wird schlank und symmetrisch.

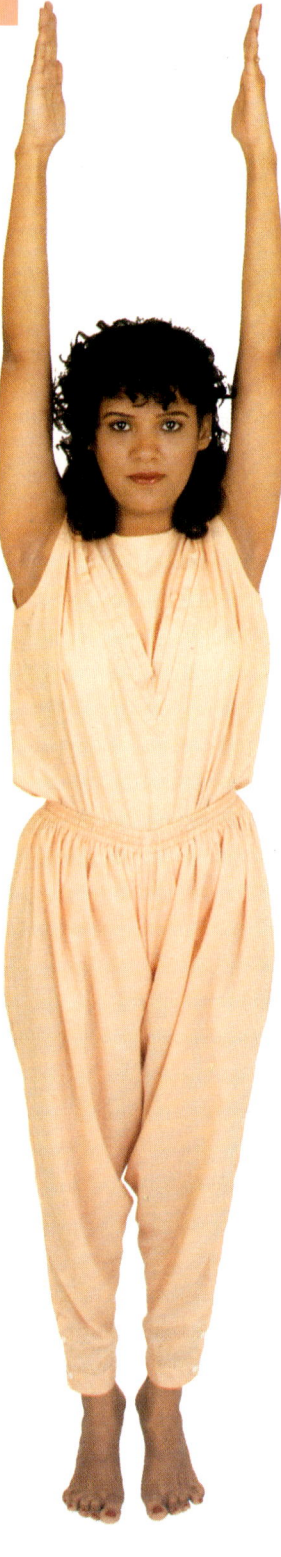

Übung 3:
Konasana 2 –
Dreieck 2

Ausführung

Aufrecht hinstellen, die Füße sind ca. 60 cm voneinander entfernt. Das Gesicht ist nach vorne gerichtet, der rechte Arm hochgehoben, der linke hängt locker herab. 4 Sekunden einatmen, den Oberkörper seitlich nach links beugen, ohne dabei nach vorne zu lehnen. Die linke Hand gleitet dabei am Bein herunter. 4 Sekunden mit angehaltenem Atem in dieser Position verweilen, dann ausatmen (4 Sek.) und in die Ausgangsstellung zurückkehren. Danach den rechten Arm herunternehmen und dafür den linken hochstrecken, im gleichen Rhythmus einatmen (4 Sek.) und nach rechts beugen.

je 3 x	je 5 x	je 10 x

Übung 4: Vihrasana – Heldenpose

Wirkung

Seitliches Strecken der Wirbelsäule, wobei Leber, Lunge und andere innere Organe massiert werden. Die sonst wenig benutzte seitliche Muskulatur wird gestärkt. Abbau von Fettpolstern der Bauch- und Hüftgegend.

Ausführung

In der Kniebeuge den rechten Fuß nach vorne neben das linke Knie bringen, dabei ruht die rechte Fußsohle fest auf dem Boden. Auf die linke Ferse setzen und die Hände auf das entsprechende Knie legen (rechte Hand auf rechtes Knie bzw. linke Hand auf linkes Knie). Entspannen und tief durchatmen. Bei Ermüdung die Seiten wechseln.

je 1 Min.	je 2 Min.	je 3 Min.

Wirkung

Stärkt die Muskulatur der Füße und Unterschenkel, trainiert das Gleichgewicht. Der Haupteffekt liegt jedoch im emotionalen Bereich, denn Vihrasana stärkt das Selbstvertrauen und entwickelt die Willenskraft.

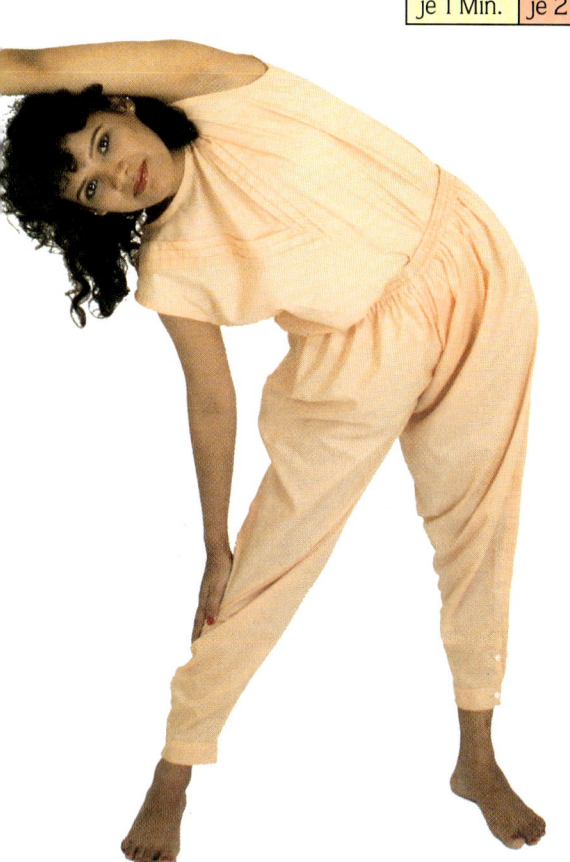

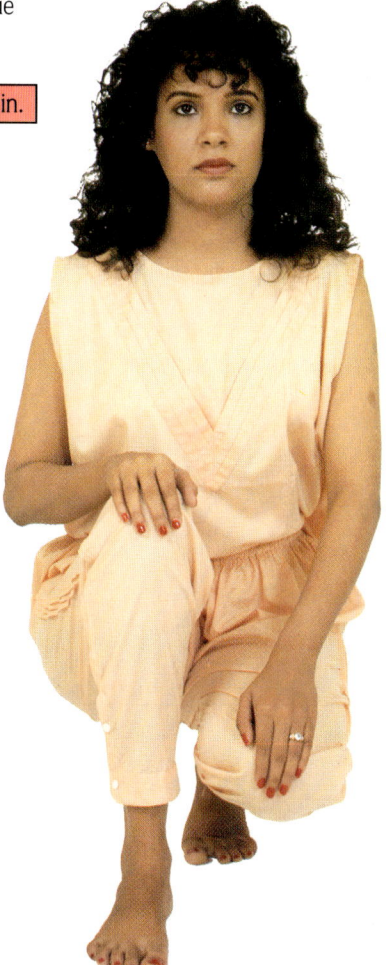

19

Für den Morgen

Übung 5: Vrishasana – Stärkungshaltung

Ausführung

Mit gestreckten Beinen auf dem Boden sitzen. Den rechten Fuß unter dem linken Bein ans linke Hüftgelenk durchziehen. Den linken Fuß über das rechte Bein legen, so daß die Ferse des linken Fußes so nahe wie möglich neben der Hüfte zu liegen kommt.

Die Hände auf Knie und Schenkel legen. Das Rückgrat gerade halten, den Kopf nach vorne richten, die Augen schließen und nur die Atmung beobachten. Nach einiger Zeit die Seiten wechseln.

je 1 Min. | je 2 Min. | je 5 Min.

Wirkung

Perineum, Prostata, Geschlechtsorgane und rektale Muskulatur werden tonisiert. Die Übung hat sich in vielen Fällen von Hämorrhoiden und Verstopfung als effektiv erwiesen. Regelmäßiges Üben verhindert vorzeitige Ejakulation.

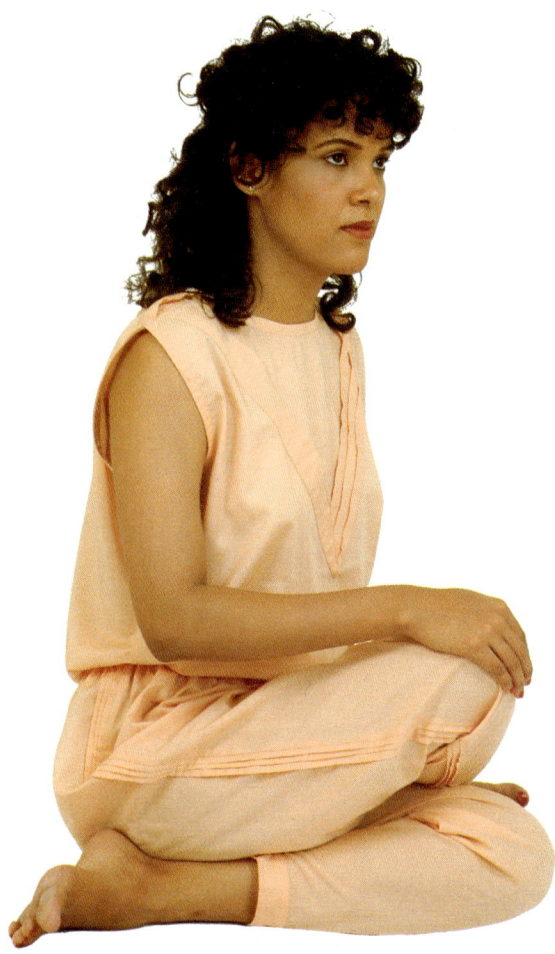
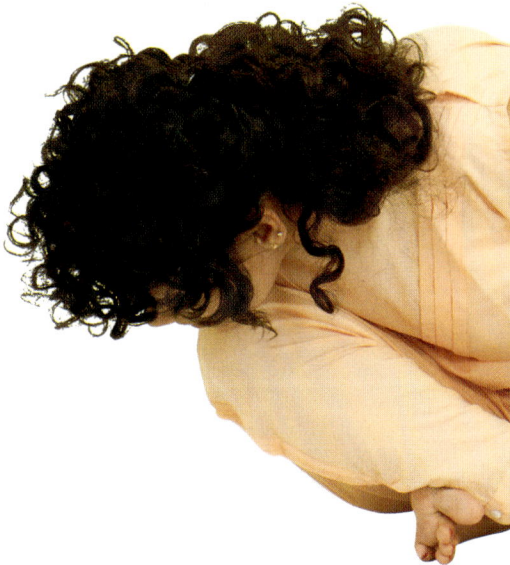

Übung 6: Yogamudra – Ganzheitssymbol

Ausführung

Im Schneider- oder Lotussitz hinter dem Rücken das rechte Handgelenk mit der linken Hand umfassen. Tief einatmen (4 Sek.), dabei den Brustkorb so weit wie möglich expandieren, indem die Schultern zurückgezogen werden. Vollständig ausatmen (4 Sek.), gleichzeitig den ganzen Oberkörper nach vorne beugen, bis das Kinn das linke Knie berührt. Dabei die Schultern locker nach vorne hängen lassen. Ohne einzuatmen, 8 Sekunden in dieser Position verbleiben, tief einatmen (4 Sek.) und in die Ausgangsstellung zurückkehren. Anschließend ausatmen (4 Sek.) und diesmal das rechte Knie mit dem Kinn berühren. 8 Sekunden, ohne einzuatmen, in dieser Stellung bleiben. Einatmen (4 Sek.) und aufrichten.

| je 3 x | je 5 x | je 10 x |

Variante

Nach einigem Üben wird es möglich sein, den Oberkörper gerade nach vorne zu beugen, um mit der Stirn den Boden zu berühren. Atmung und Dauer wie oben.

Wirkung

Durch die Beugung des Rückgrats nach vorne werden die inneren Organe, wie Milz, Leber etc., einer starken Kompression ausgesetzt. Ähnlich wie bei einem Schwamm, dem durch Zusammenpressen schmutzige Flüssigkeit entströmt, werden die Organe von toxischen Substanzen befreit. Der Darm wird kräftig massiert, und deshalb hilft diese Stellung auch bei chronischer Verstopfung. Die Blutzirkulation der Kopfgegend nimmt zu, weshalb Yogamudra auch bei Erkältungskrankheiten empfohlen wird. Reduziert Körperfett. Die intensive Atmung erhöht Kapazität, Durchblutung und Sauerstoffaustausch der Lungen, und somit empfiehlt sich die Übung für Asthmatiker. Außerdem hat sie auch eine sehr starke psychosomatische Wirkung.

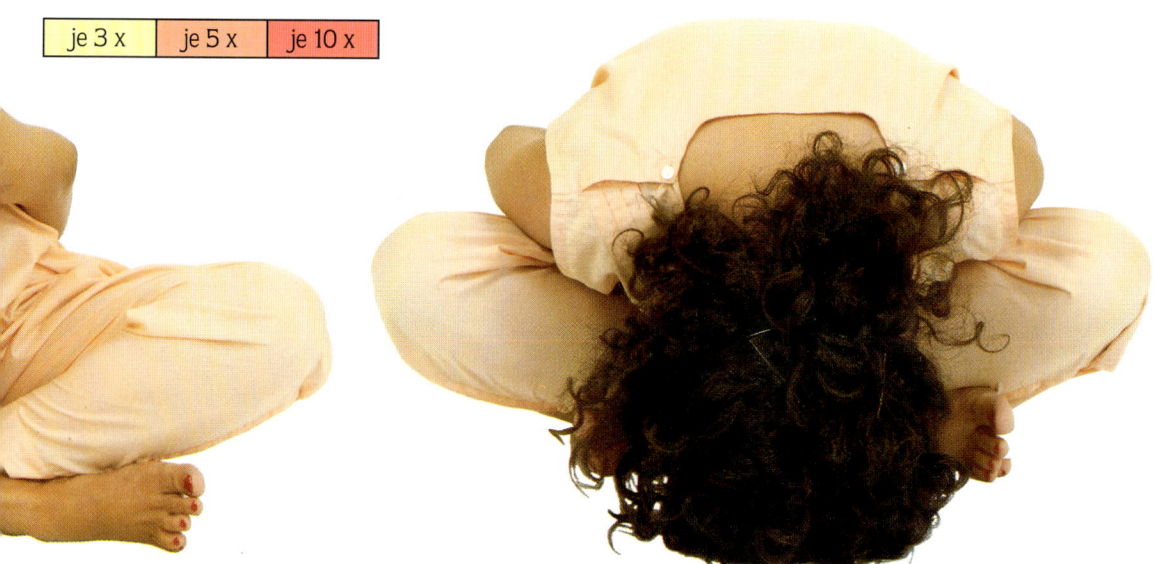

Für den Morgen

Übung 7: Halasana – Pflug

Ausführung

Auf den Rücken legen, Knie anwinkeln, das Becken hochheben und die Beine über den Kopf hinweg nach hinten bringen, bis die Zehen den Boden berühren. Die Knie strecken. Die Arme bleiben nach vorne gestreckt auf dem Boden liegen. In der Stellung anfangs normal, etwas später tief durchatmen.

Zu Beginn gelingt es vielleicht noch nicht, mit den Zehen den Boden zu erreichen oder die Knie voll durchzustrecken. Doch geben Sie nicht auf; verweilen Sie jeweils in der bestmöglichen Stellung, und Sie werden sehen: Ganz allmählich läßt sich der Körper in die gewünschte Position biegen.

Variante

Die Arme am Boden entlang über den Kopf hinweg strecken und mit den Händen die Zehen festhalten.

Wirkung

Diese Übung streckt die gesamte Rückenmuskulatur und erhöht die Spannkraft der Wirbelsäule auf ihrer ganzen Länge. Die Wurzeln der bilateralen Nervenzweige werden geschmeidig, das Zwischenwirbelloch vergrößert sich und steigert dabei die Leistungsfähigkeit des Nervensystems ganz erheblich. Die Schilddrüsenfunktion und die Gehirndurchblutung nehmen zu. Die ganze Beckengegend wird gestärkt, die Keimdrüsenaktivität gesteigert. Der neuromuskuläre Kreislauf der um die Wirbelsäule gelegenen Gewebe wird angeregt, was eine Steigerung der individuellen sexuellen Effizienz zur Folge hat.

| 1 Min. | 2 Min. | 5 Min. |

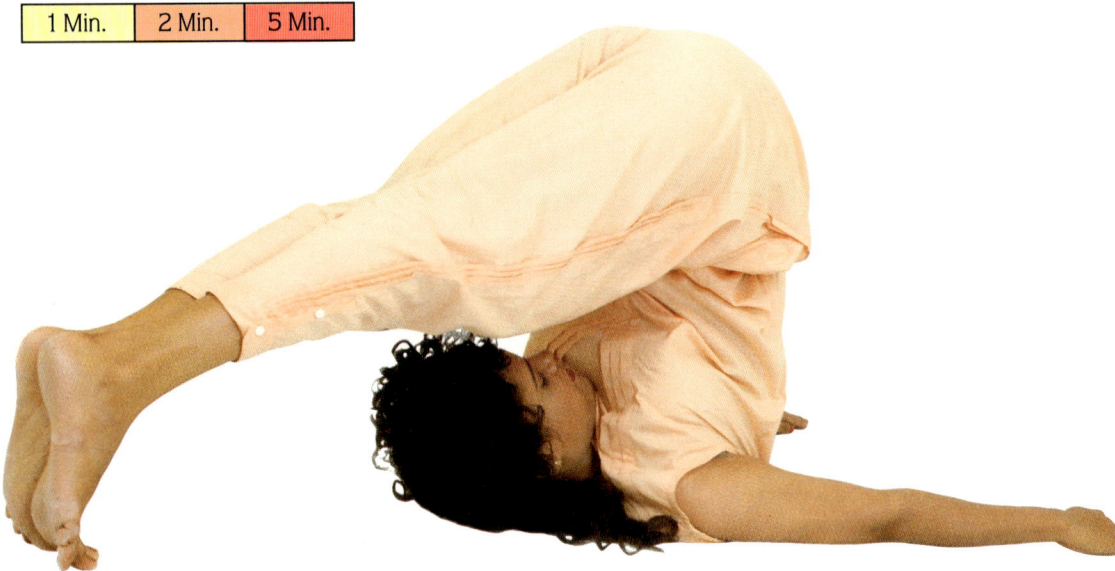

Übung 8: Bhujangasana – Schlange

Ausführung

Flach auf den Boden legen. Die Handflächen ruhen auf dem Boden nahe der Schultern. Tief einatmen (4 Sek.), während der Oberkörper vom Nabel aufwärts vom Boden abgehoben und nach hinten gebeugt wird. Die Armmuskulatur gibt die anfangs notwendige Unterstützung; später sollte die Bauchmuskulatur diese Arbeit praktisch alleine verrichten. Den Kopf ganz nach hinten strecken, bis er den Rücken berührt. Den Atem anhalten und 8 Sekunden in der Stellung verbleiben. Ausatmen (4 Sek.) und in die Ausgangslage zurückkehren. Wiederholen.

5 x	10 x	15 x

Variante

Nach einiger Übung kann diese Haltung auch folgendermaßen ausgeführt werden: Einatmen, Körper und Kopf nach hinten beugen. In dieser Stellung verbleiben und normal atmen. Ausatmen und den ganzen Körper auf den Boden legen.

1 Min.	2 Min.	3 Min.

Wirkung

Hier wird die Wirbelsäule in die entgegengesetzte Richtung gebeugt. Die im vorderen Teil des Körpers liegenden Organe und Muskeln werden gestreckt, während die hinteren zusammengepreßt werden. Übermäßiger Druck auf das Rückgrat durch langes Sitzen oder Stehen wird beseitigt. Die Rückenwirbel werden in die richtige Stellung gerückt. Ausgezeichnet zur Reduktion von Fettpolstern der Bauchpartie. Auch diese Übung stimuliert die Sexzentren, die im unteren Teil der Wirbelsäule liegen.

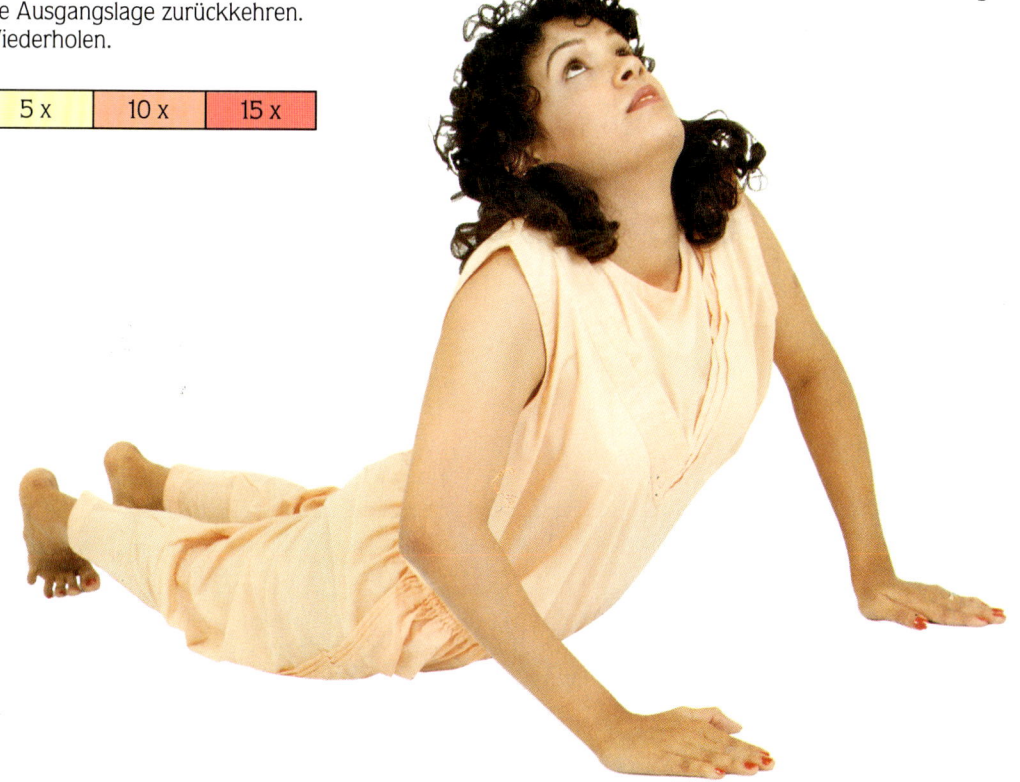

Für den Morgen

Übung 9: Dhanurasana – Bogen

Ausführung

Flach auf den Bauch legen, die Unterschenkel beugen und die Fußgelenke mit den Händen fest ergreifen. Tief einatmen (4 Sek.), gleichzeitg Oberkörper und Oberschenkel vom Boden abheben, indem der ganze Körper stark nach hinten gebeugt wird. Nur die Nabelgegend sollte auf dem Boden verbleiben. Atem anhalten und 8 Sekunden (nach entsprechender Übung länger) in dieser Stellung bleiben. Ausatmen (4 Sek.) und in die Ausgangsposition zurückkehren.

3 x	5 x	10 x

Variante

In der Bodenstellung normal atmen und so lange wie möglich verweilen.

1 Min.	2 Min.	3 Min.

Wirkung

Rücken-, Schulter- und Oberschenkelmuskulatur werden bei dieser Übung stark beansprucht und entsprechend gestärkt. Die Wirbelsäule wird maximal nach hinten gebogen, die Brust- und Bauchmuskeln werden stark gestreckt. Fettpolster an Bauch und Schenkeln verschwinden sehr schnell. Dieses Asana dient als gute Vorbeugung gegen Vergrößerung oder Entzündung der Prostata, gegen Nieren- oder Gallensteine, gegen Appetitlosigkeit, aber auch bei Hämorrhoiden. Schmerzhaftes, unvollständiges Urinieren, ja selbst schlechter Mundgeruch und Hautunreinheiten können durch regelmäßiges Üben beseitigt werden. Auch diese Übung hilft bei sexueller Schwäche, da wiederum die untere Region des Rückgrats tonisiert wird.

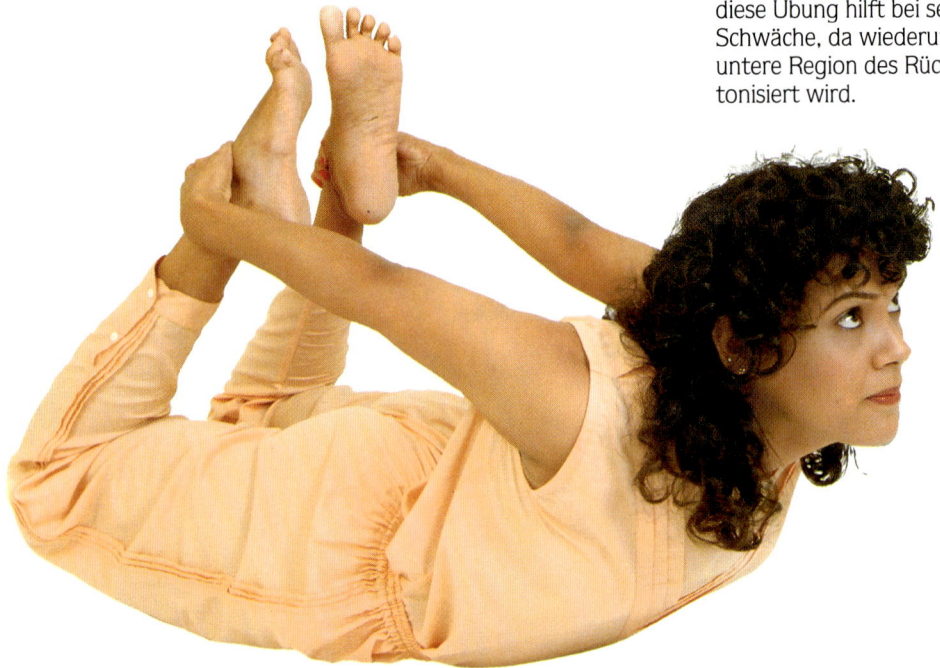

Übung 10: Makarasana – Krokodil

Ausführung

Völlig ausgestreckt auf dem Bauch liegen, die Beine etwas spreizen, die Fußspitzen zeigen nach außen. Die Arme sind unter dem Kopf, die Stirn oder Schläfen kommen auf den Handflächen zu liegen. Alle Körperteile haben direkten Kontakt mit dem Boden und bleiben entspannt und regungslos. Augen schließen und sich vorstellen, daß der Körper bei jedem Atemzug tiefer in den Boden versinkt. Langsam nimmt man die Wärme wahr, die im unteren Teil der Wirbelsäule durch die vorangegangenen Übungen entwickelt wurde. Diese Wärme breitet sich gleichmäßig über den ganzen Körper aus. Den Geist mit diesem Energiestrom mitfließen lassen, den man sich als goldene Lichtquelle vorstellen kann.

| 2 Min. | 3 Min. | 15 Min. |

Wirkung

Makarasana hilft bei Streß, zu hohem Blutdruck, Nervosität, Schlaflosigkeit. Durch Yoga freigesetzte Energie wird geschwächten Körperteilen zugeführt. Entspannt das vegetative Nervensystem. Verhindert Sorgenfalten und dunkle Augenränder.

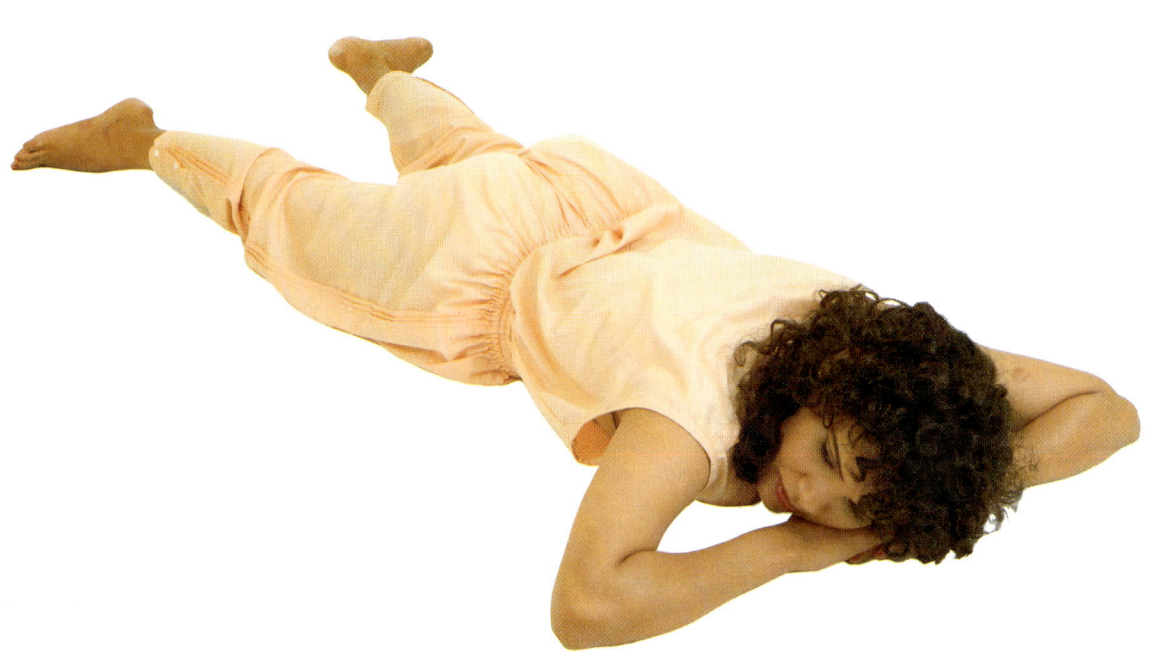

Für den Morgen

Übung 11: Vakrasana – Drehsitz

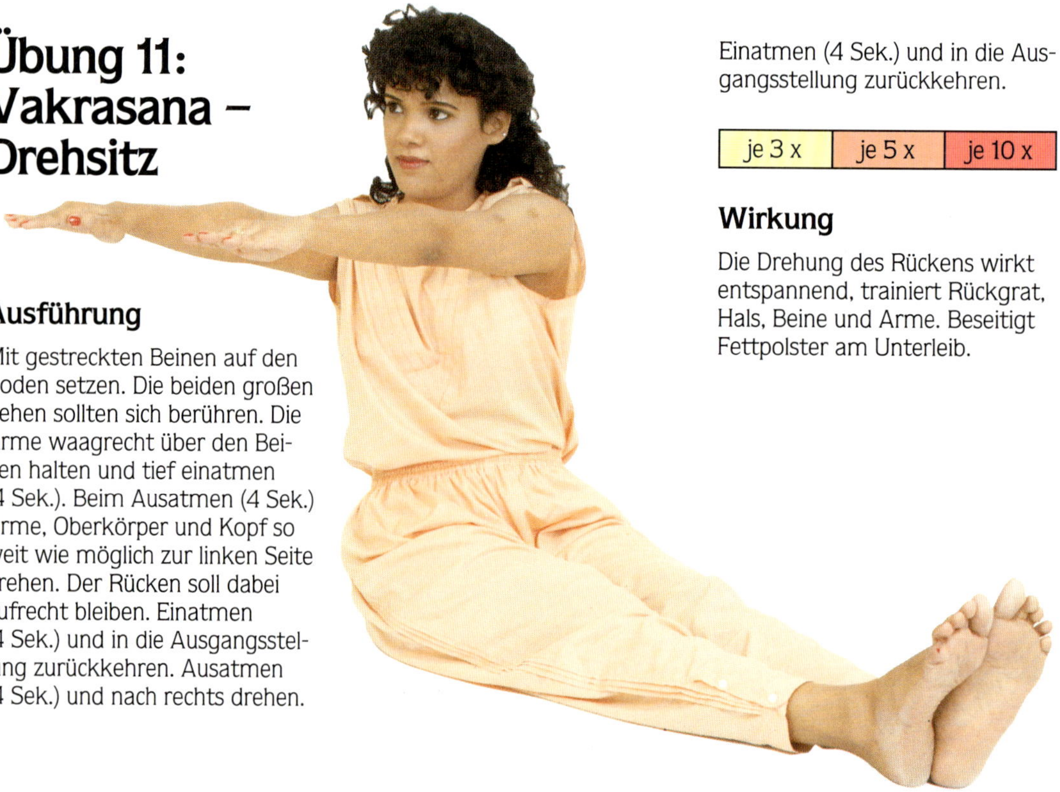

Ausführung

Mit gestreckten Beinen auf den Boden setzen. Die beiden großen Zehen sollten sich berühren. Die Arme waagrecht über den Beinen halten und tief einatmen (4 Sek.). Beim Ausatmen (4 Sek.) Arme, Oberkörper und Kopf so weit wie möglich zur linken Seite drehen. Der Rücken soll dabei aufrecht bleiben. Einatmen (4 Sek.) und in die Ausgangsstellung zurückkehren. Ausatmen (4 Sek.) und nach rechts drehen.

Einatmen (4 Sek.) und in die Ausgangsstellung zurückkehren.

je 3 x	je 5 x	je 10 x

Wirkung

Die Drehung des Rückens wirkt entspannend, trainiert Rückgrat, Hals, Beine und Arme. Beseitigt Fettpolster am Unterleib.

Übung 12: Pavanmukta 1 – Antimeteorismus 1

Ausführung

Mit voll ausgesteckten Beinen auf den Rücken legen. Das rechte Bein anheben, mit beiden Händen fest umfassen und gegen den Bauch drücken. Tief durchatmen und in dieser Stellung verbleiben. Anschließend das Bein wechseln.

je 1 Min.	je 2 Min.	je 5 Min.

Wirkung

Die Bauchdecke wird zusammengepreßt, und dabei massiert während des Atmens das Zwerchfell die inneren Organe. Leber, Milz, Darm und Magen werden angeregt. Folglich werden vor allem Blähungen und Verstopfung leicht beseitigt. Die Oberschenkel- und Hüftmuskulatur wird gedehnt und geschmeidig gemacht.

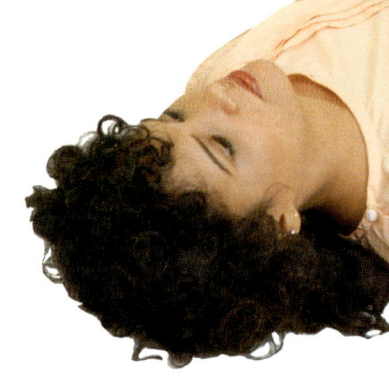

Übung 13: Viprita-Karani – Umgekehrte Haltung

Ausführung

Entspannt auf dem Rücken liegen, beide Knie sind angezogen, und die Fußsohlen stehen auf dem Boden. Beine und Becken hochheben. Die Arme und Hände stemmen das Gewicht vom Boden weg. Dann werden die Hände seitlich an die Hüften gelegt und stützen den Unterkörper. Die Knie durchstrecken, leicht durchatmen und in dieser Position verbleiben. Beine und Becken langsam wieder auf den Boden bringen. Nicht aufstehen, sondern die doppelte Zeitdauer der Übung flach liegen bleiben (z. B. im Savasana – »Toter Mann«). Im Unterschied zum Sarvangasana (Kerze) bleibt ein Teil des Rückens auf dem Boden.

1 Min.	2 Min.	5 Min.

Wirkung

Kopf-, Hals- und Brustorgane werden stark durchblutet. Als Folge wird die Gesichtshaut strahlend, Kopfschmerzen, Erkrankungen von Augen, Ohren, Nase oder Hals können geheilt werden. Der Rückfluß des Blutes, vor allem in den Beinen, wird stark aktiviert, was von größtem Nutzen für Menschen mit Krampfadern ist.

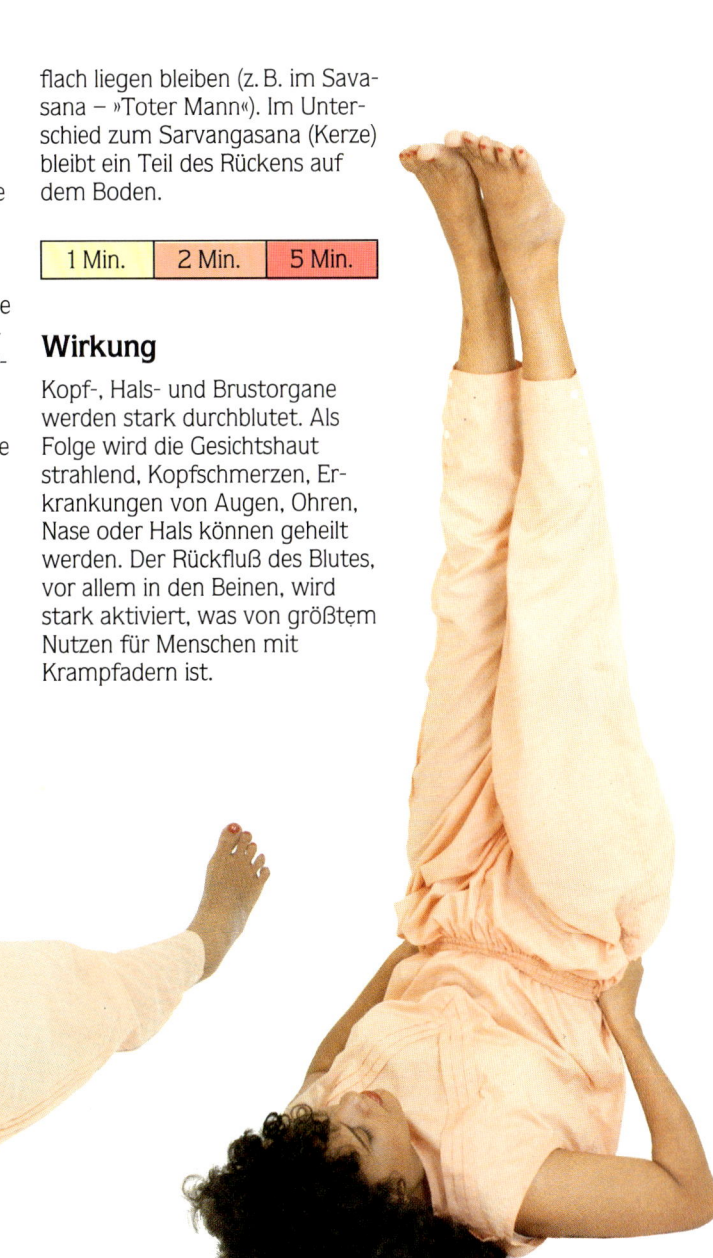

Für den Morgen

Übung 14: Savasana – Toter Mann

Ausführung

Auf dem Rücken liegen, die Wirbelsäule bildet eine gerade Linie, die Füße sind etwa 40 cm auseinander. Die Hände liegen mit den Handflächen nach oben ca. 25 cm vom Rumpf entfernt. Vollkommen entspannen und normal atmen. Den Geist zuerst auf den Solarplexus konzentrieren, d. h. den wärmenden Energiefluß, der von dort ausgeht, 16 Atemzüge lang bewußt erspüren. Dann diesen leuchtenden Energiefluß (16 Atemzüge lang) bis zum Herzen hochströmen lassen, dann hoch zum Hals (16 Atemzüge) und schließlich zwischen die Augenbrauen (16 Atemzüge). Dann verläßt das Bewußtsein den Körper und wandert genußvoll in einer wunderschönen Parkanlage, angefüllt mit duftenden Blumen, farbenprächtigen Pfauen, leuchtendweißen Schwänen in einem klaren Teich, berauschten Schmetterlingen, singenden Vögeln und warmen Winden. Schließlich erreicht das wandernde Bewußtsein in diesem Park einen Tempel, eine Kapelle oder eine Moschee und verehrt dort, seinem Glauben entsprechend, die höchste Wahrheit.

3 Min.	5 Min.	20 Min.

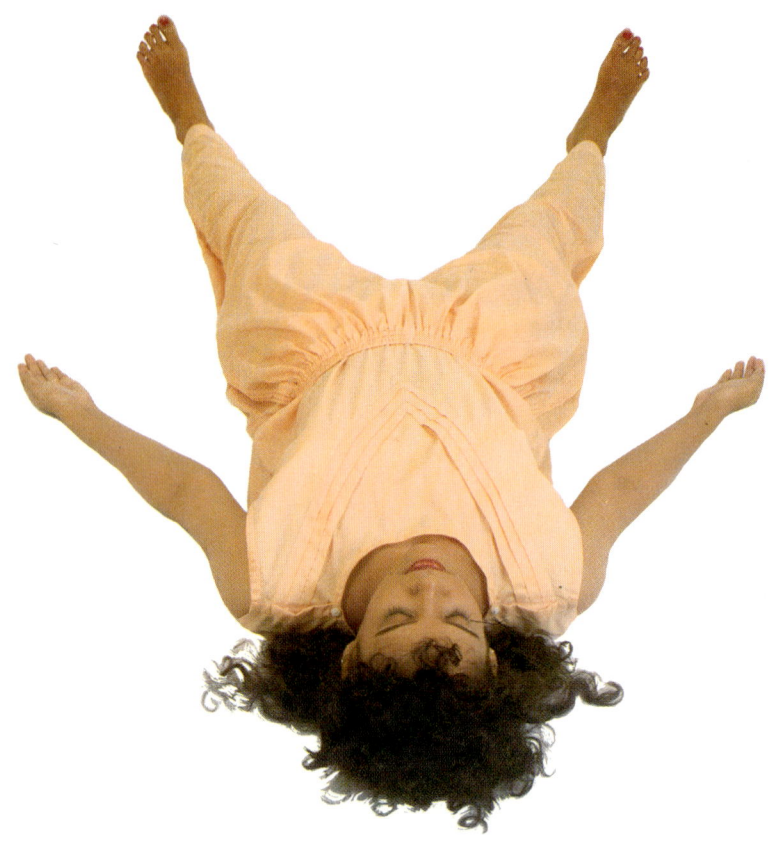

Wirkung

Die durch die vorangegangenen Yoga-Übungen freigelegten Energien und Heilwirkungen werden im Körper verteilt. Das gesamte Nervensystem, bewußt und unbewußt, wird tonisiert. Heute wird diese Übung auch von der modernen Medizin unter dem Namen Autopsychoprophylaxe bei Herzbeschwerden oder als Autogenes Training bei Sportlern angewandt. Maximalen Nutzen erreicht man aber nur, wenn zuvor Yoga praktiziert wurde. Die Haltung ist so entspannend, daß viele Stunden normalen Schlafens mit einigen Minuten des Praktizierens von Savasana ersetzt werden können.

Übung 15: Pranayama 1 – Rippenatmung

Ausführung

Im Schneidersitz, Lotussitz oder aufrecht stehend beide Hände auf den Brustkorb legen. Langsam und tief, ohne ruckartige Bewegungen, einatmen (4–6 Sek.), bis der Thorax zur maximalen Einatmungsstellung expandiert hat. Der Bauch darf überhaupt nicht bewegt werden. Es hilft, wenn die Ellbogen etwas nach hinten gedrückt werden. Den Atem nicht anhalten, sondern nach abgeschlossener Einatmung gleich vollständig ausatmen. Dabei soll der Brustkorb mit beiden Händen etwas zusammengedrückt werden. Darauf achten, daß das Ein- und Ausatmen gleich lang dauert. Wiederholen.

3 x	5 x	10 x

Wirkung

Stärkt die Rippenmuskulatur und schöpft die volle Kapazität der Lungen aus. Entwickelt den Brustkorb und steigert die Konzentrationsfähigkeit. Die Sauerstoffzufuhr des ganzen Körpers wird drastisch erhöht. Dies ist eine ideale Übung für Asthmatiker, Sportler und Schreibtischmenschen. Pranayama 1 kann nach entsprechender Aufwärmung der Muskeln auch während eines Spaziergangs oder in der Arbeitspause ausgeführt werden.

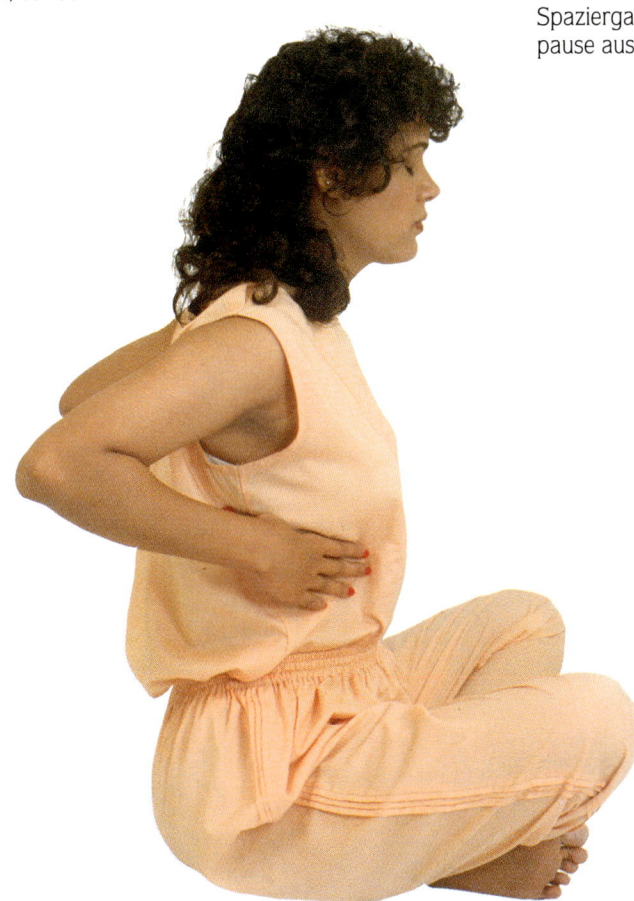

Für den Morgen

Übung 16: Pranayama 2 – Zwerchfellatmung

Ausführung

Im Schneidersitz, Lotussitz oder mit angezogenen Beinen auf dem Rücken liegend beide Handflächen auf den Solarplexus legen. Tief und gleichmäßig einatmen (4–6 Sek.), ohne den Brustkorb auch nur im geringsten zu heben, bis der Bauch vollkommen expandiert hat. Anschließend gleich schnell ausatmen. Die Hände kontrollieren nur die Bewegungen des Bauches, üben selbst aber keinen Druck aus. Wiederholen.

3 x	5 x	10 x

Wirkung

Diese Atemübung massiert alle an der Atmung direkt oder indirekt beteiligten Organe, vor allem Bauchspeicheldrüse, Leber, Niere, Dünn- und Dickdarm. Eine falsche Bauchbewegung während der Atmung wird korrigiert. Gemüt und Emotionen werden positiv beeinflußt. Diabetiker, Asthmatiker und Personen, die unter zu hohem Blutdruck leiden, profitieren am meisten von dieser Übung.

Mit diesem Morgenprogramm tanken Sie Energie für den Tag. Sie werden das Gefühl haben, die Welt aus den Angeln heben zu können, und nichts wird Sie aus Ihrem Gleichgewicht werfen. Falls Sie vor dem Programm geduscht haben, können Sie sich nun ankleiden, da Sie kaum verschwitzt sein werden. Falls Sie trotzdem ein Bad nehmen möchten, warten Sie noch 15 Minuten und baden Sie dann nur in warmem Wasser.

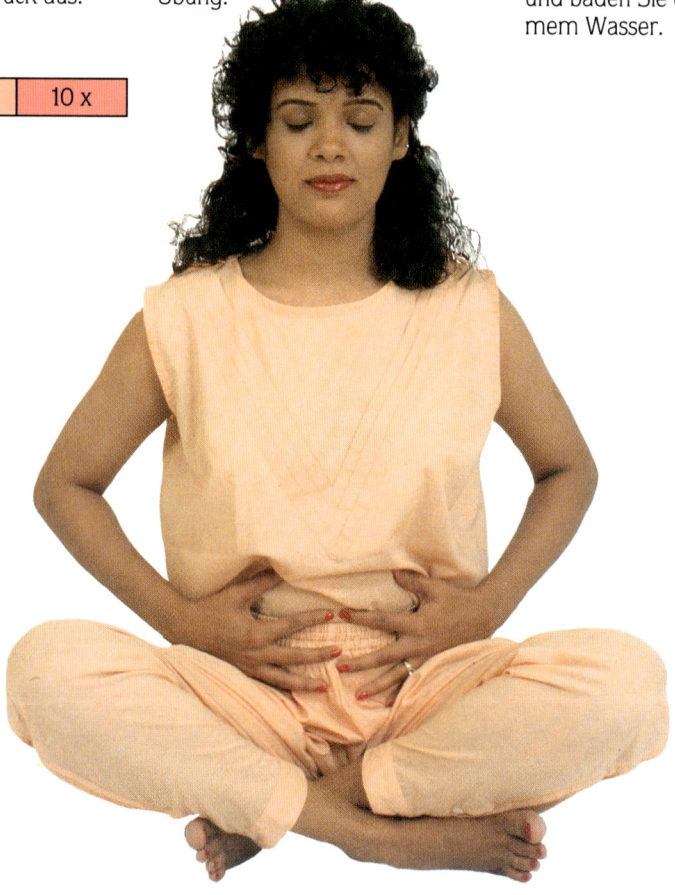

Für den Tag

Übungen für zwischendurch

Dieses Spezialprogramm enthält keine liegenden Übungen, da am Arbeitsplatz oder im Hotel nicht immer genügend Raum vorhanden ist. Mehrere kurative Asanas, wo der Kopf nach unten gebeugt wird, gewährleisten eine ausreichende Umkehrung der Blutzirkulation, so daß auf die Kerze verzichtet werden kann. Diese können Sie dann am Abend zu Hause nachholen.

Übungen für zwischendurch: 25 Minuten

Folge	Art der Übung	Name der Übung		Min.
1	Meditativ	**Sukhasana**	Schneidersitz	2
2	Kurativ	**Toladand-asana**	Standwaage	2
3	Kurativ	**Konasana 1**	Dreieck 1	2
4	Kurativ	**Kanthasana**	Halspose	2
5	Kurativ	**Utkatasana**	Kniebeuge	2
6	Meditativ	**Vajrasana**	Festhaltung	2
7	Kurativ	**Biwakta-Dshanushir-asana**	Offene Knie-Stirn-Haltung	2
8	Kurativ	**Suryana-maskara 2**	Sonnenbegrüßung 2	2
9	Kurativ	**Konasana 3**	Dreieck 3	2
10	Kurativ	**Utthitapad-asana**	Nase-Knie-Stellung	2
11	Entspannungs-übung	**Nispanda Bhava**	Innehalten	2
12	Atemübung	**Ujjain Pranayama**	Gleichschaltung des Atems	2
13	Atemübung	**Kapala Bhati**	Entschleimung der Atemwege	2

Für den Tag

Übung 1: Sukhasana – Schneidersitz

Ausführung

Auf den Boden setzen, den linken Fuß unter den rechten Unterschenkel sowie den rechten Fuß unter den linken Unterschenkel legen. Die Fußspitzen zeigen nach vorne. Dann werden die Hände auf die Knie gelegt, die korrekte Haltung der Wirbelsäule überprüft, alle Muskeln entspannt und die Augen geschlossen. Die Atmung beobachten, aber nicht zu kontrollieren versuchen, und die Atemzüge zählen.

30 Atem-züge	60 Atem-züge	100 Atem-züge

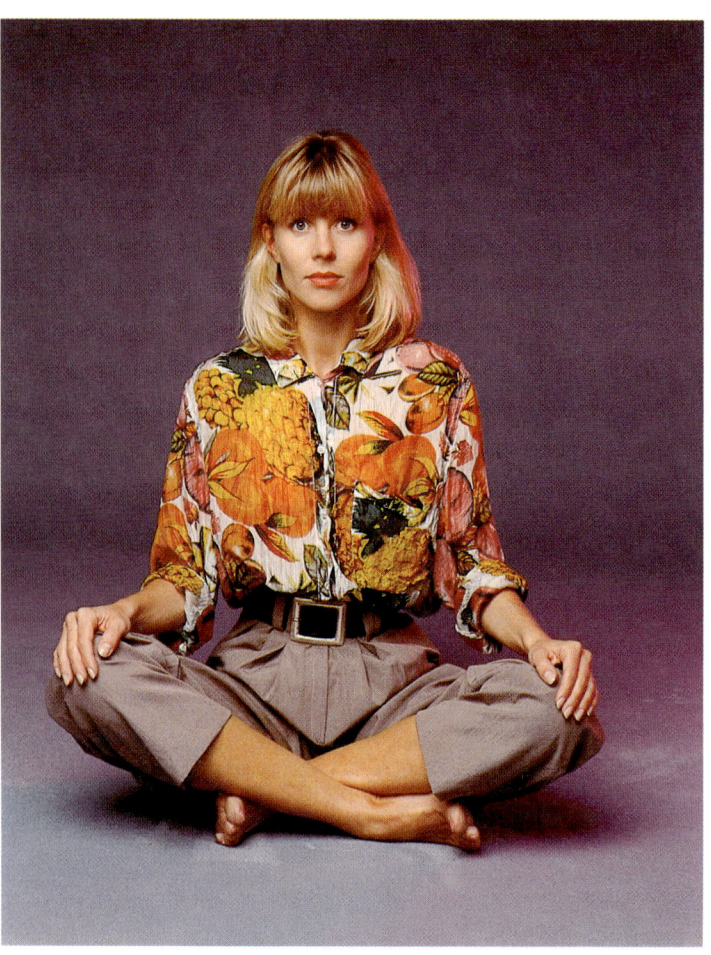

Wirkung

Die Übung schafft die nötige Distanz von den vorangegangenen, oftmals hektischen Arbeitsstunden. Sie bereitet die beiden wichtigsten Instrumente, den Körper und den Geist, auf das nachfolgende Yoga-Praktikum vor. Sukhasana verhindert die Bildung von Sorgenfalten, korrigiert die Körperhaltung, entkrampft und baut zu hohen Blutdruck und Aggressionen ab.

Übung 2:
Toladandasana – Standwaage

Ausführung

Auf einem Fuß stehend langsam den Oberkörper nach vorne beugen, die Hände nach vorne strecken und das andere Bein so weit wie möglich hochstrecken, bis Hände, Oberkörper und Bein parallel zum Boden stehen. In dieser Stellung normal atmen und so lange wie möglich verweilen. Dann werden die Seiten gewechselt.

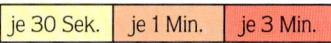

je 30 Sek.	je 1 Min.	je 3 Min.

Wirkung

Dies ist eine ausgezeichnete Übung zum Trainieren des Gleichgewichts, wobei Hüft- und Rückenmuskulatur gekräftigt werden.

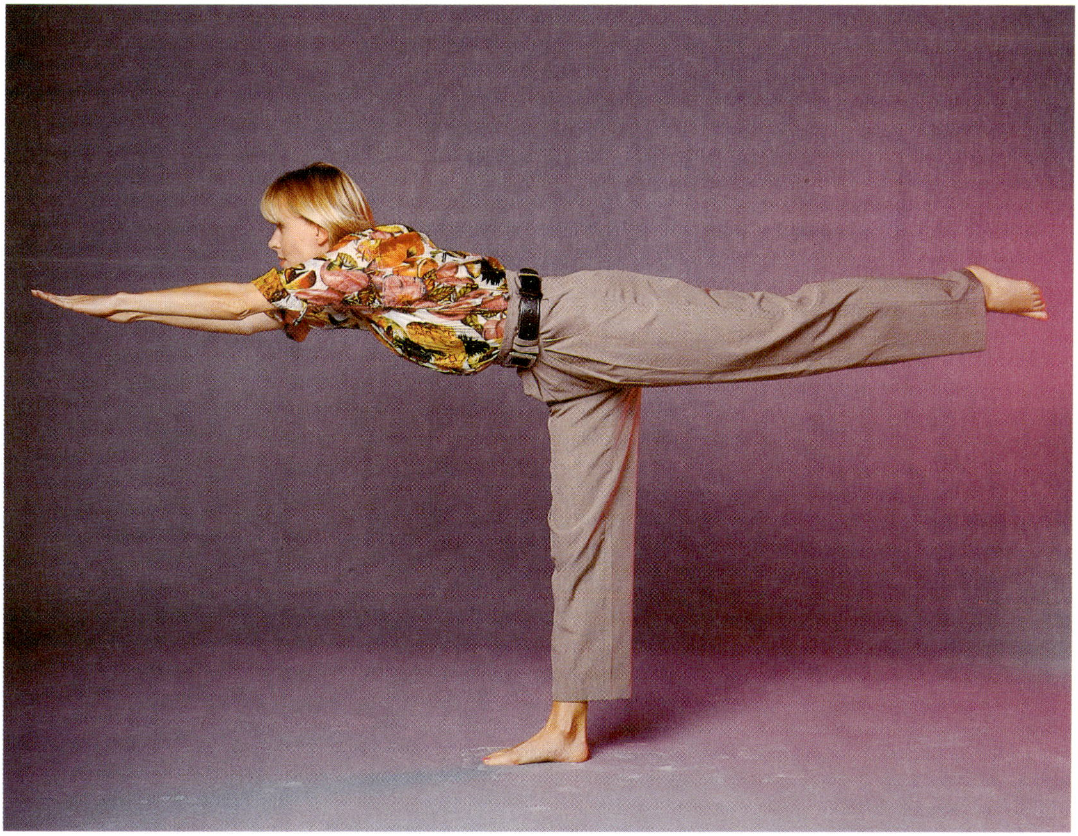

Für den Tag

Übung 3: Konasana 1 – Dreieck 1

Ausführung

Aufrecht hinstellen, die Füße sind etwa 60 cm voneinander entfernt. Den Kopf nach links drehen, tief einatmen (3 Sek.) und den Körper, ohne nach vorne zu lehnen, zur Seite beugen. Die linke Hand gleitet dabei so weit wie möglich dem Bein entlang nach unten, die rechte Hand bis zur Achselhöhle hinauf. Die Stellung mit angehaltenem Atem 6 Sekunden lang halten. Ausatmen (3 Sek.) und in die Ausgangsposition zurückkehren. Anschließend den Kopf nach rechts drehen, einatmen (3 Sek.) und den Körper nach rechts beugen. Nun gleitet die rechte Hand das rechte Bein hinunter, während die linke nach oben geführt wird. Stellung halten (6 Sek.), ausatmen (3 Sek.) und in die Ausgangsposition zurückkehren. Es ist unbedingt darauf zu achten, daß die Knie gestreckt bleiben und der Oberkörper nicht nach vorne gebeugt wird.

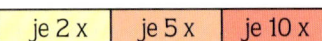

je 2 x	je 5 x	je 10 x

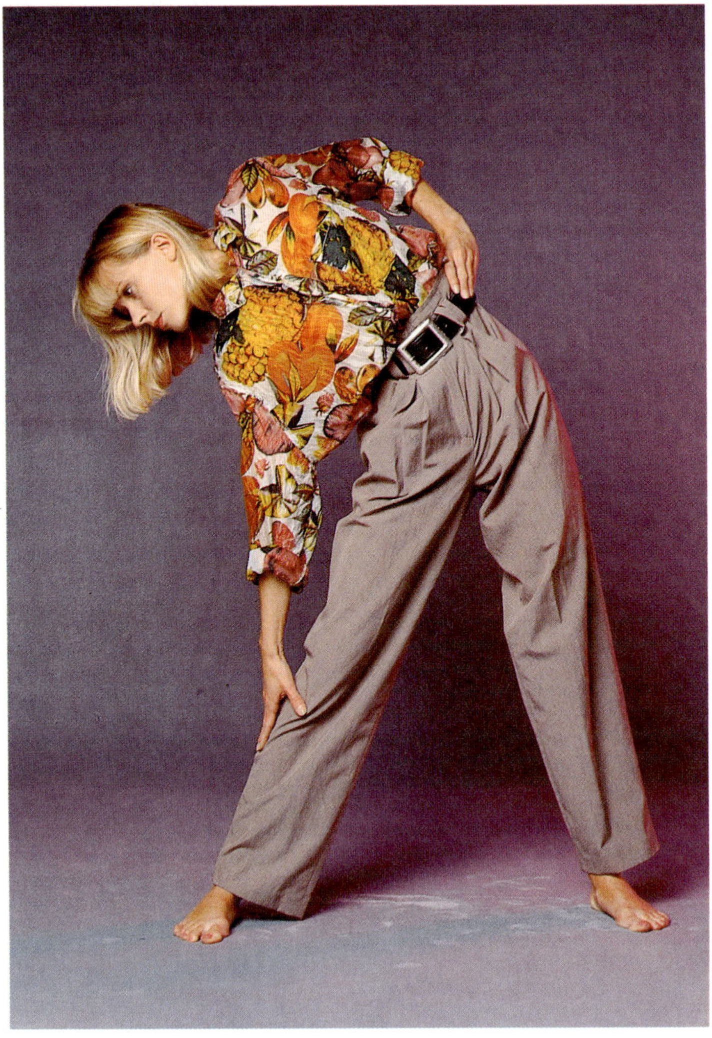

Wirkung

Diese Übung fördert die seitliche Dehnfähigkeit des Rückgrats und stärkt die Körperglieder ganz allgemein. Die Leber und andere Organe werden kräftig massiert. Dabei werden Harnstoffe aus dem Körper entfernt, was bei unreiner Haut hilft. Fettpolster in Bauch- und Hüftgegend werden wirksam entfernt.

Übung 4: Kanthasana – Halspose

Ausführung

Aufrecht hinstellen. Die rechte Hand umfaßt hinter dem Rücken das linke Handgelenk. Durch Anheben des Brustkorbs tief und kräftig einatmen (3 Sek.). Nach erfolgtem Einatmen den Atem anhalten (6 Sek.) und den Kopf so weit wie möglich nach rechts drehen. Ausatmen (3 Sek.) und den Kopf nach vorne richten. Anschließend einatmen (3 Sek.), dann den Kopf ganz nach links drehen. 6 Sekunden in der Stellung verbleiben. Ausatmen (3 Sek.) und den Kopf nach vorne richten.

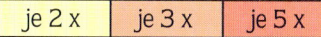

je 2 x	je 3 x	je 5 x

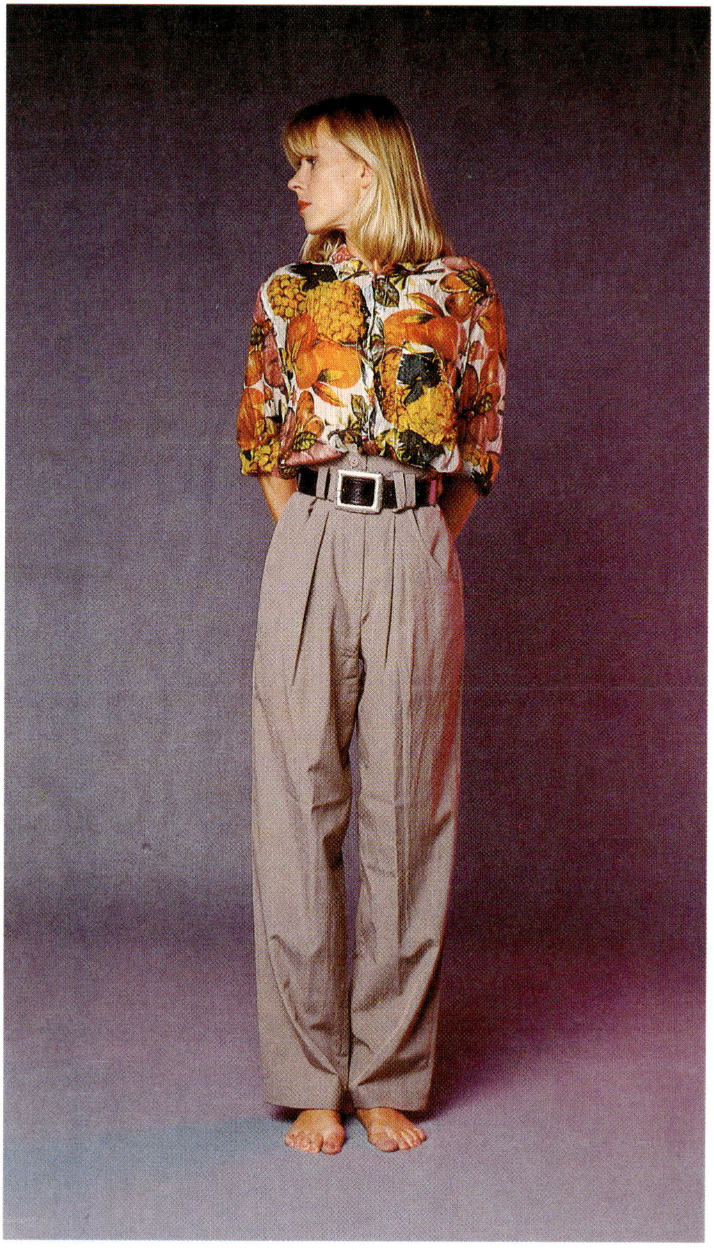

Wirkung

Stärkt die Nackenmuskulatur und entspannt Verkrampfungen. Kehlkopf und Luftröhre werden abwechselnd zusammen- und auseinandergezogen, was eine starke Durchblutung dieser Organe bewirkt. Kanthasana hilft deshalb bei Halsentzündungen und verbessert die Stimme.

Für den Tag

Übung 5: Utkatasana – Kniebeuge

Ausführung

Aufrecht aufstellen, die Füße parallel nebeneinander. Die Arme nach vorne strecken. Normal atmen, die Knie so langsam wie möglich beugen, bis das Gesäß auf den erhobenen Fersen zu sitzen kommt. Einige Zeit in dieser Stellung verweilen und dann langsam in die Ausgangsposition zurückkehren. Die Arme bleiben gestreckt.

1 Min.	3 Min.	6 Min.

Wirkung

Stärkt die Beinmuskulatur, hilft bei Gicht, Arthritis und korrigiert Plattfüße.

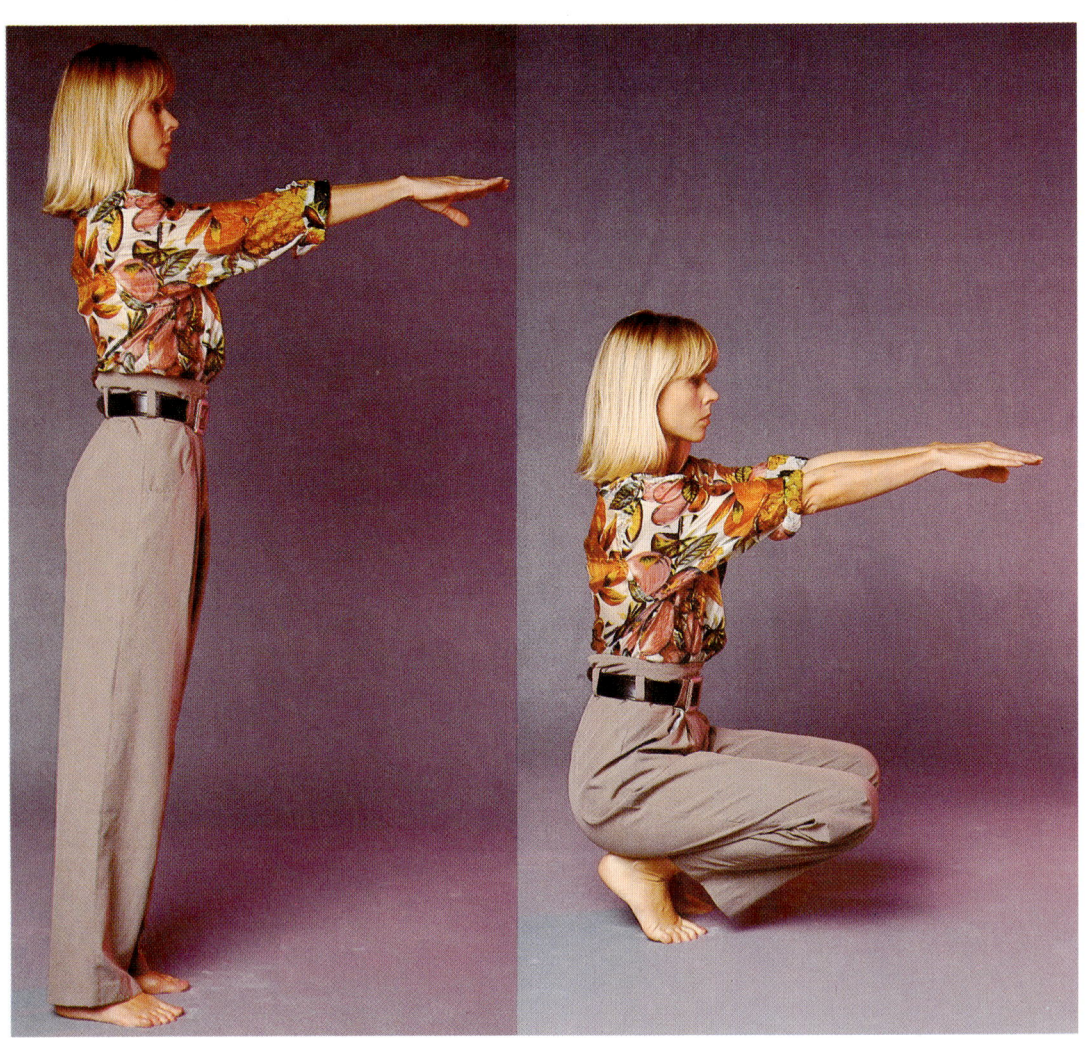

Übung 6: Vajrasana – Festhaltung

Ausführung

Auf den Boden knien und auf die Fersen setzen. Die Knie bleiben beisammen, die Fußrücken auf dem Boden. Kopf und Rücken gerade halten, die Hände auf die Knie legen, Gesichtsmuskeln entspannen, die Augen schließen und dabei ruhig die Atmung beobachten.

1 Min.	3 Min.	20 Min.

Wirkung

Dies ist wohl eine der wichtigsten meditativen Asanas. Die Kniegelenke werden sehr stark gebeugt. Dadurch nimmt die Blutzirkulation der Unterschenkel und Füße stark ab, was Durchblutungsstörungen dieser Körperteile beheben kann und bei Arthritis, Muskelschmerzen und Gicht der Knie- und Fußgelenke hilft. Diese Haltung kann als einzige Yoga-Übung auch unmittelbar nach einer Mahlzeit praktiziert werden, denn sie fördert die Verdauung, da weder Leber, Magen noch Darm in ihren Bewegungen behindert werden. Vajrasana ist eine ideale Übung für Herzpatienten, wirkt verjüngend, tonisiert die Sexualorgane von Mann und Frau und beseitigt neuralgische Kopfschmerzen sowie Angstgefühle, verdickt die männlichen Samen, gibt sexuelle Beherrschung.

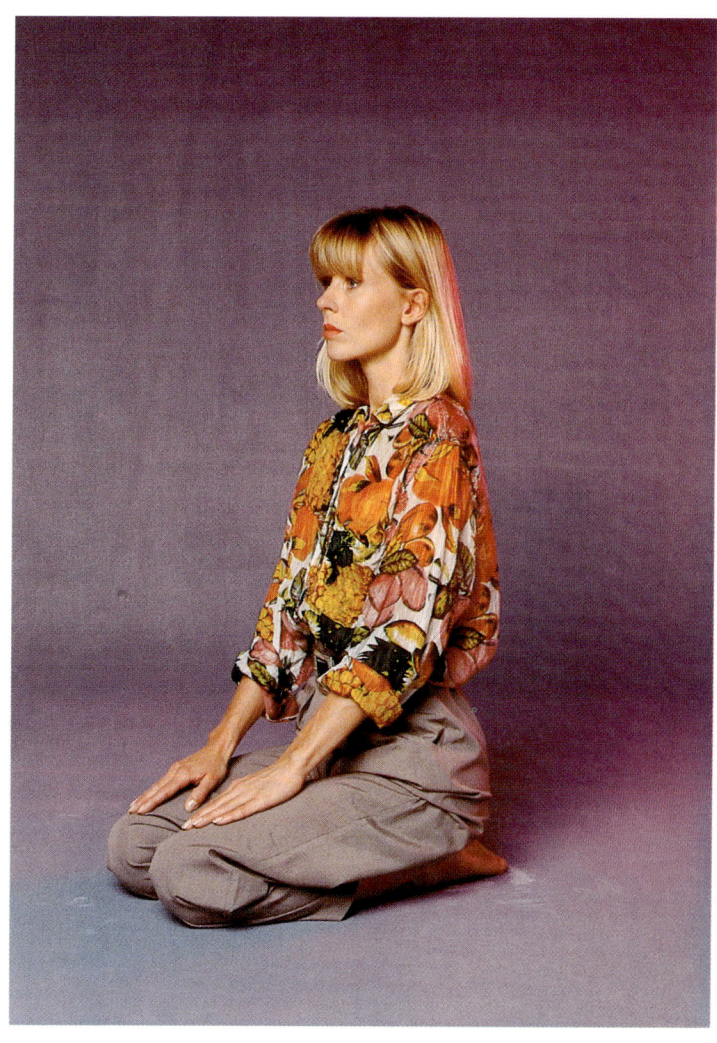

Für den Tag

Übung 7:
Biwakta-Dshanushirasana –
Offene Knie-Stirn-Haltung

Ausführung

Aufrecht hinstellen, die Beine weit gespreizt, die Arme hängen lassen und tief einatmen (3 Sek.). Ausatmen (3 Sek.), den Oberkörper nach vorne beugen, die Hände gleiten am linken Bein entlang bis auf den Boden, während der Kopf so nahe wie möglich ans linke Knie gehalten werden soll. Diese Position 6 Sekunden lang beibehalten. Einatmen (3 Sek.) und in die aufrechte Stellung zurückkehren. Ausatmen (3 Sek.) und nun dem rechten Bein entlang nach vorn beugen. Wieder 6 Sekunden ohne einzuatmen in dieser Position bleiben, dann hochkommen und einatmen (3 Sek.).

je 2 x	je 5 x	je 10 x

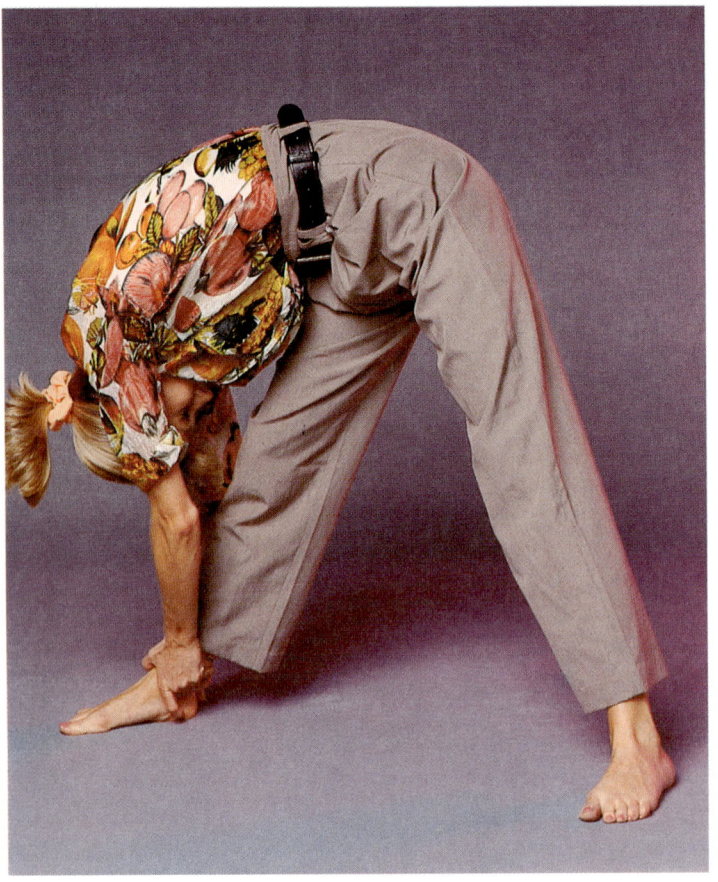

Variante

Wie beschrieben während des Ausatmens in die Position gehen, unten bleiben und normal atmen. Achtung: Gleich lang auf beiden Seiten üben.

je 1 Min.	je 2 Min.	je 3 Min.

Wirkung

Erhöht die Vitalität. Hilft Diabetikern und bei Ischias. Stärkt die Gebärmutter und erhöht die Gehirndurchblutung.

Übung 8:
Suryanamaskara 2 – Sonnenbegrüßung 2

Ausführung

Die Füße stehen dicht nebeneinander, die Arme werden hoch
über den Kopf gestreckt. Einatmen (3 Sek.) und den Oberkörper so weit wie möglich nach hinten beugen. Den Atem anhalten
(6 Sek.) und in dieser Stellung
bleiben. Ausatmen (3 Sek.) und
in die Ausgangsposition zurückkehren.

3 x	5 x	10 x

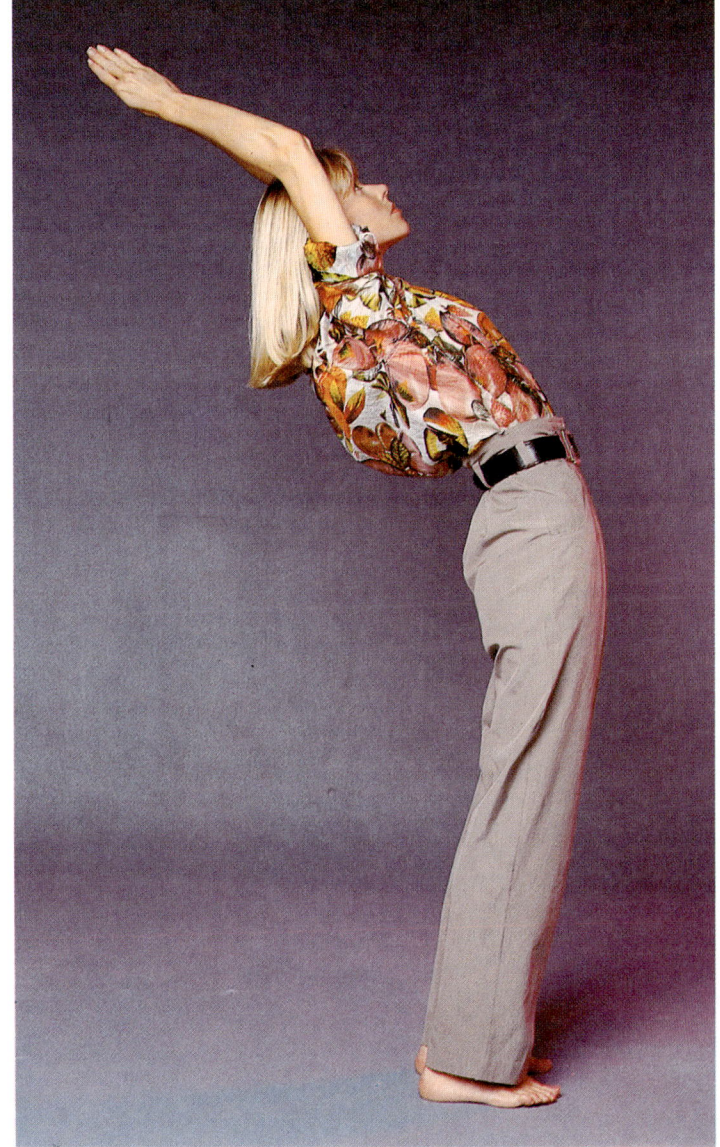

Wirkung

Diese Haltung beseitigt Fettpolster am ganzen Körper und hilft
bei Verstopfung.

Für den Tag

Übung 9: Konasana 3 – Dreieck 3

Ausführung

Aufrecht mit weit gespreizten Beinen und nach vorne gestreckten Armen hinstellen. Tief einatmen (4 Sek.) und die Arme in Schulterhöhe so weit wie möglich nach hinten ziehen, so daß der Brustkorb in der maximalen Inspirationsstellung verbleibt. Ausatmen (4 Sek.), den Oberkörper nach vorne beugen und drehen, die rechte Hand berührt den linken Fuß, während die linke Hand über dem so weit wie möglich nach links gedrehten Kopf zu ruhen kommt. In dieser Position, ohne einzuatmen, für 8 Sekunden verbleiben. Einatmen (4 Sek.), in die aufrechte, mit den Armen nach hinten gestreckte Stellung zurückkehren und die Übung auf der Gegenseite wiederholen.

| je 2 x | je 5 x | je 10 x |

Wirkung

Dreht und stärkt die Wirbelsäule auf hervorragende Weise, massiert die Bauchorgane und hilft bei Verdauungsstörungen, Asthma, hängenden Schultern und schwachem Rücken.

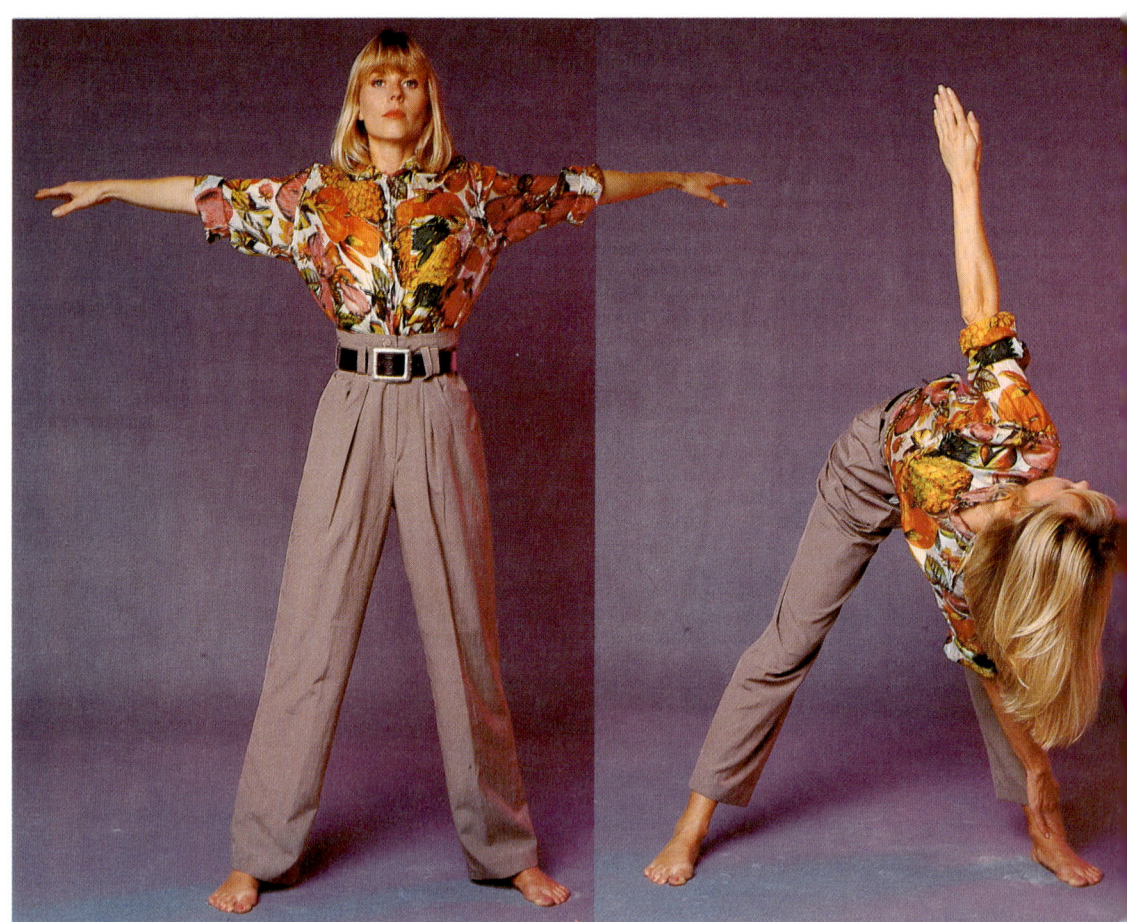

Übung 10: Utthitapadasana – Nase-Knie-Stellung

Ausführung

Aufrecht hinstellen, die Arme sind seitlich am Körper. Ausatmen (3 Sek.), das rechte Knie so hoch wie möglich heben, mit beiden Armen umfassen und kräftig an den Oberkörper pressen. Den Kopf nach vorne beugen, so daß die Nase das Knie berührt. In der Stellung verbleiben, normal atmen und dann die Seiten wechseln.

| je 1 Min. | je 2 Min. | je 5 Min. |

Wirkung

Die Haltung stärkt und reinigt die Unterleibsorgane, trainiert das Gleichgewicht und die Körperkoordination.

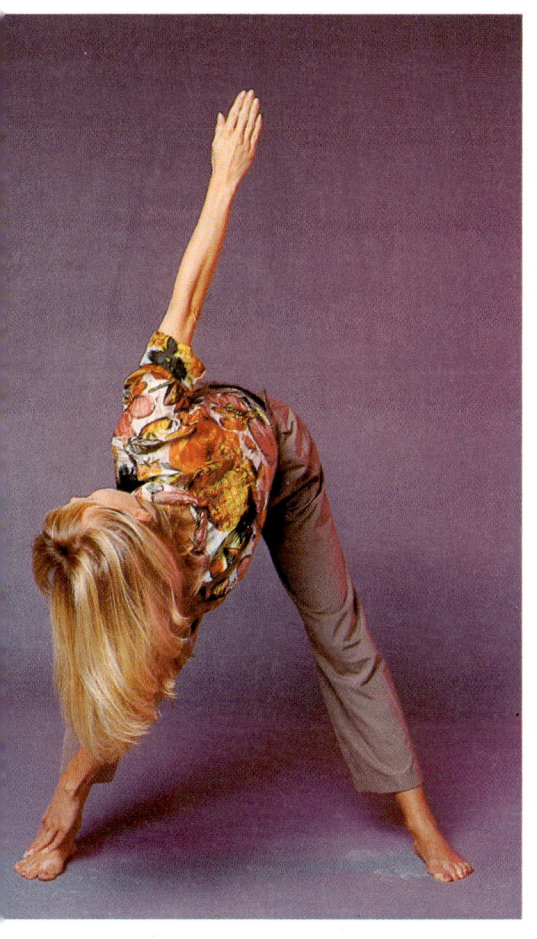
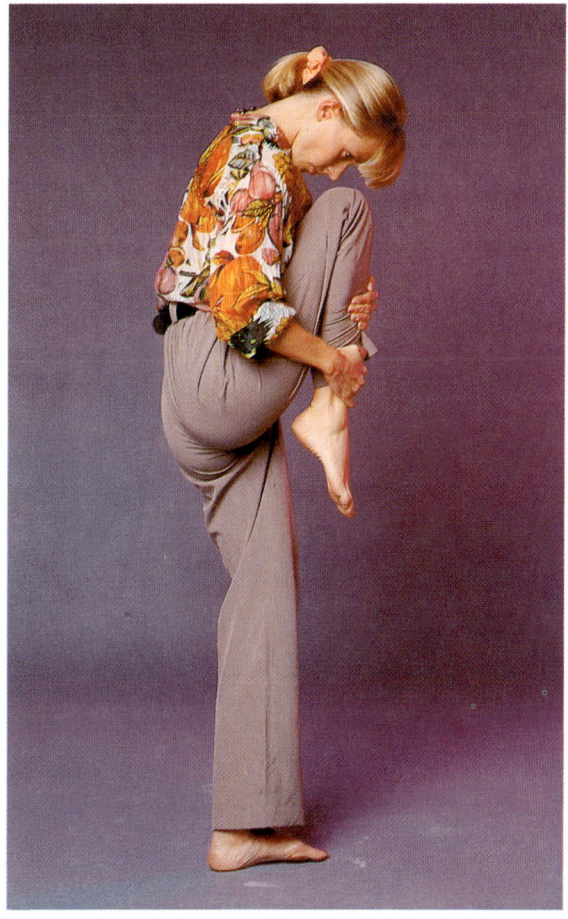

Für den Tag

Übung 11: Nispanda Bhava – Innehalten

Ausführung

Bequem auf dem Boden sitzen, der Rücken lehnt an der Wand. Augen schließen und alle Körperglieder völlig entspannen. Auch der Geist benötigt eine Stütze; dazu im folgenden eine rein mentale Übung, die ohne inneren Druck ausgeführt werden soll. Der nachstehende Wortlaut kann auf Tonband gesprochen oder von einer anderen Person vorgelesen werden. Bei »...« sollte jeweils eine Sprechpause eingelegt werden:
Benutze deinen Hörsinn wie ein Radargerät ... spüre ein weit entferntes Geräusch auf, folge ihm für einige Sekunden ... dann weiter zum nächsten Klang, ohne zu versuchen, seinen Ursprung zu erkunden ... richte allmählich deine Aufmerksamkeit auf näher liegende Schalle ... entwickle Bewußtsein von dem Raum, in dem du dich befindest, ohne aber die Augen zu öffnen ... mache dir ein Bild von den vier Wänden dieses Raumes, der Decke, deines Körpers, der auf dem Boden sitzt (oder liegt, wenn im Savasana) ... nimm die Berührungspunkte deines Körpers mit Boden und Wand wahr ... werde dir bewußt, daß dein Körper völlig entspannt in diesem Raum auf dem Boden sitzt ... nun richte deine ganze Aufmerksamkeit auf das natürliche Ein- und Ausfließen deines Atems ... erfülle den Atem, wie er sich zwischen Nabel und Hals bewegt ... spüre beim Einatmen die Expansion von Hals bis Nabel und beim Ausatmen das sanfte Zusammenziehen ...versuche nicht, den Atem zu kontrollieren, werde dir nur dessen bewußt ... entspanne dich ... fühle, wie beim Einatmen heilende Energie in deinen Körper strömt ... fühle beim Ausatmen, wie alles Negative aus deinem Körper entweicht ... fülle deinen Körper mit dieser strahlenden Prana-Energie ... entspanne dich ... stelle dir den Ort vor, in dem du dich befindest ... bewege deinen Körper ein wenig ... öffne langsam die Augen.

2 Min.	5 Min.	30 Min.

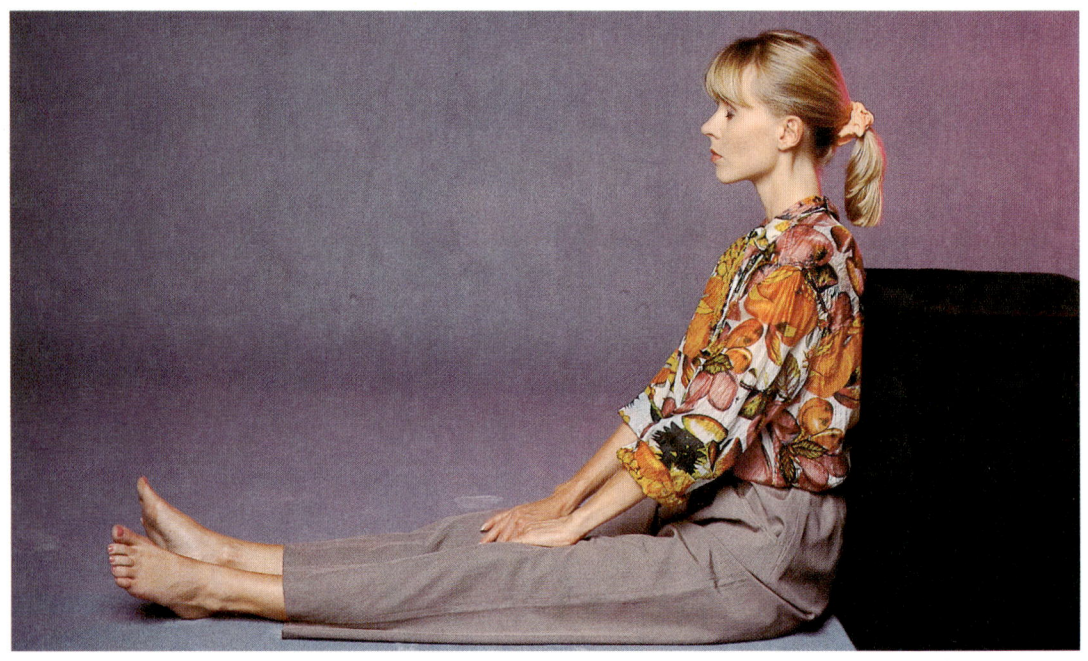

Übung 12: Ujjain Pranayama – Gleichschaltung des Atems

Wirkung

Nispanda Bhava trainiert den Geist zur Selbstbeobachtung, beseitigt Streß, Ängste, Depressionen, Sorgen, Aggressionen, hohen Blutdruck. Mit Hilfe dieser Übung lernen wir, unseren Geist zu beherrschen, und wir erhalten ein Vorgefühl von jenem inneren Frieden, den wir durch Yoga erreichen können.

Ausführung

Im Schneidersitz auf dem Boden sitzen. Völlig entspannen, die Augen schließen, langsam und gleichmäßig durch die Nase einatmen. Mit dem Daumen der rechten Hand die Fingerglieder zum Zählen der Einatmungsdauer benutzen. Wenn das Einatmen z.B. 8 Sekunden in Anspruch genommen hat, so muß das Ausatmen genau gleich lang dauern. Wichtig ist, daß die Atemmuskulatur auf keinen Fall verkrampft wird. Versuchen Sie, die Atemperioden allmählich zu verlängern. Ein guter Wert für die Einatmungsperiode liegt bei 20 bis 30 Sekunden.

3 x	10 x	20 x

Wirkung

Die Koordination der biodynamischen Prana-Strömungen, wie die zeitliche Gleichschaltung von Ein- und Ausatmung, gewährleistet das maximale Funktionieren aller anderen Lebensfunktionen. Die Übung verbessert die Sauerstoffzufuhr und beseitigt Kohlensäure und Toxine vollständig aus den Lungen. Sie beruhigt und stärkt das ganze Nervensystem und vermittelt dem Übenden ein Gefühl von Harmonie und Glück. Die Kapazität der Lungen wird erheblich erhöht, während die Atmungsrate verringert wird.

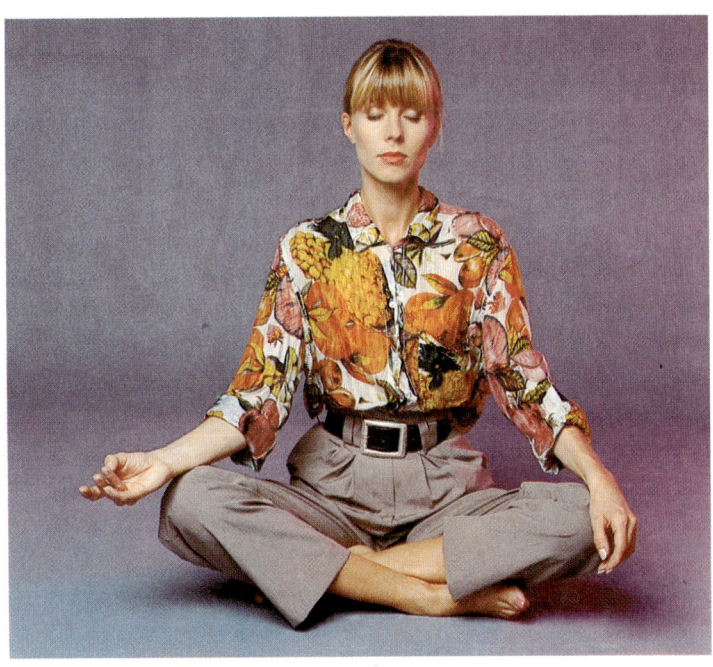

Für den Tag

Übung 13:
Kapala Bhati – Entschleimung der Atemwege

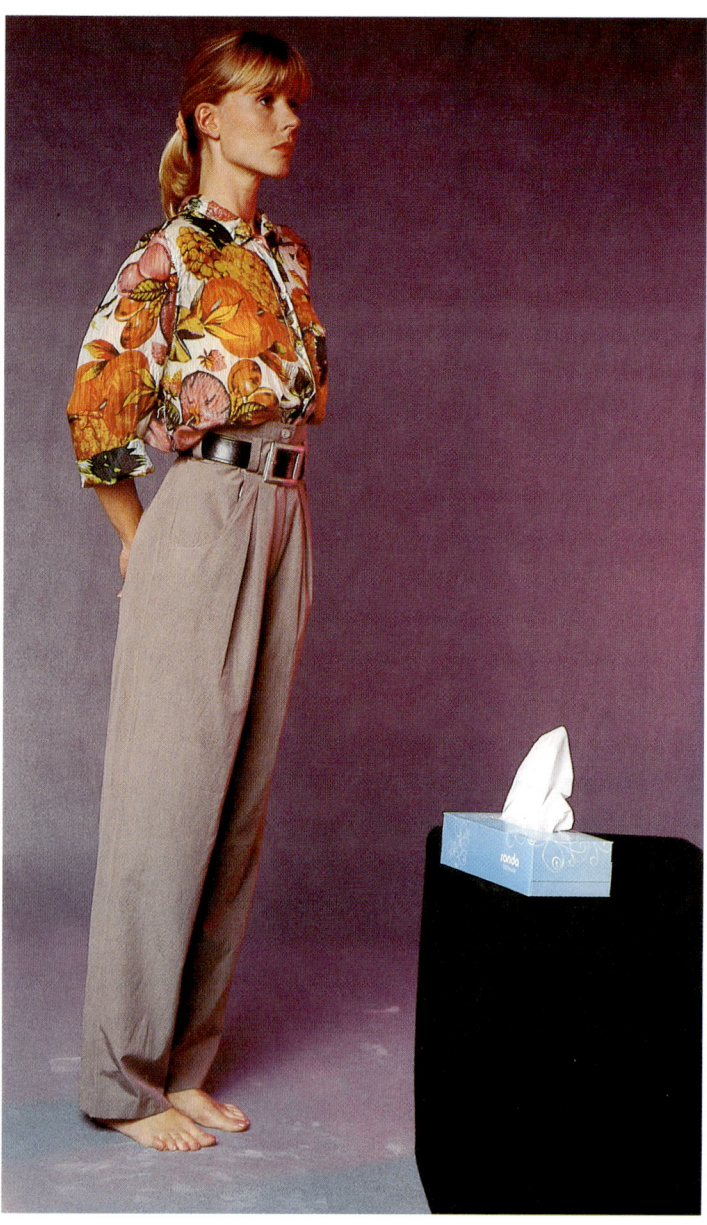

Ausführung

Legen Sie ein Taschentuch in Ihre Nähe, damit Sie den austreten- den Schleim abwischen können. Aufrecht hinstellen, wobei die rechte Hand das linke Handge- lenk hinter dem Rücken umfaßt. Alle Muskeln entspannen. So schnell und stark wie möglich durch die Nase ein- und ausat- men, ohne dabei den Brustkorb zu bewegen oder zu pausieren.

1 Min.	2 Min.	3 Min.

Wirkung

Da der größte Teil der Atmungs- organe nicht mit Wasser gerei- nigt werden kann, haben die Yo- gis eine Methode entwickelt, die mittels eines starken Luftzuges jeden Winkel erreicht. Die starke Durchblutung und der Luftzug entfernen mühelos Toxine aus den Lungen. Kopfschmerzen werden beseitigt. Die Gesichts- haut wirkt strahlend und die Ge- hirntätigkeit wird aktiviert.

Regeneration am Abend

Niemand erfreut sich abends an einem müden und gestreßten Partner. Deshalb hier das »Wiedergutmachungsprogramm«, denn das eigentliche Leben beginnt ja für die meisten erst nach Feierabend.

Die einzelnen Übungsgruppen sind hier ein wenig anders formiert. Die Übung zur Umkehr der Blutzirkulation kann weggelassen werden, da das Programm andere Asanas mit ähnlicher Wirkung enthält (8 und 13). Die zweite meditative Übung wird durch den Löwen ersetzt, wo wir ja im Vajrasana sitzen. Die Entspannungsübung Savasana nehmen wir diesmal an den Schluß, damit Sie zur Regeneration etwas länger in diesem Asana verweilen können.

Die letzte Mahlzeit sollte mindestens 3 bis 4 Stunden zurückliegen. Entleeren der Blase und – wenn nötig – des Darmes wird empfohlen. Nehmen Sie vor dem Übungsprogramm eine kurze Dusche oder waschen Sie Gesicht, Hände und Füße.

Regenerationsübungen am Abend: 35 Minuten

Folge	Art der Übung	Name der Übung		Min.
1	Meditativ	**Ardha Padmasana**	Halber Lotussitz	3
2	Kurativ	**Parvatasana 1**	Berg 1	2
3	Kurativ	**Parvatasana 2**	Berg 2	2
4	Kurativ	**Ekapadasana**	Einbeiner	2
5	Kurativ	**Singhasana**	Löwe	2
6	Kurativ	**Shashang-asana**	Kaninchen	2
7	Kurativ	**Dshanushir-asana**	Knie-Stirn-Haltung	2
8	Kurativ	**Hastapad-asana**	Hand-bei-Fuß	2
9	Entspannungs-übung	**Makarasana**	Krokodil	2
10	Kurativ	**Ekapada Shalabhasana**	Heuschrecke 1	2
11	Kurativ	**Supta Vajrasana**	Liegende Festhaltung	2
12	Kurativ	**Matsyendra 1**	Drehsitz 1	2
13	Kurativ	**Pavanmukta 2**	Antimeteorismus 2	2
14	Atemübung	**Pingala**	Rechter Nasenkanal	2
15	Atemübung	**Ida**	Linker Nasenkanal	2
16	Atemübung	**Pingala/Ida**	Rechter – Linker Nasenkanal	2
17	Entspannungs-übung	**Savasana**	Toter Mann	2

Für den Abend

Übung 1: Ardha Padmasana – Halber Lotussitz

Ausführung

Im Schneidersitz den linken Fuß auf dem rechten Oberschenkel so nahe wie möglich an die Leistengegend heben. Die Fußsohle zeigt nach oben. Kontrollieren, ob der Rücken gerade gehalten wird. Die Hände werden auf die Knie gelegt. Alle Gesichtsmuskeln entspannen und die Augen schließen. Das gesamte Bewußtsein auf die Atmung richten, die aber nur beobachtet und nicht kontrolliert wird. Dabei die Atemzüge bis 100 zählen.

Wirkung

Nach einem anstrengenden Tag beseitigt diese Übung Erschöpfung und Müdigkeit. Die Körperhaltung wird korrigiert und die Muskeln entspannen sich. Knie- und Fußgelenke werden geschmeidig. Beruhigt die Atmung und den Puls. Die Stellung hilft bei Nervosität, Streß, zu hohem Blutdruck, Aggressivität und Mangel an Konzentration. Das Bewußtsein richtet sich nach innen.

50 Atem- züge	100 Atem- züge	200 Atem- züge

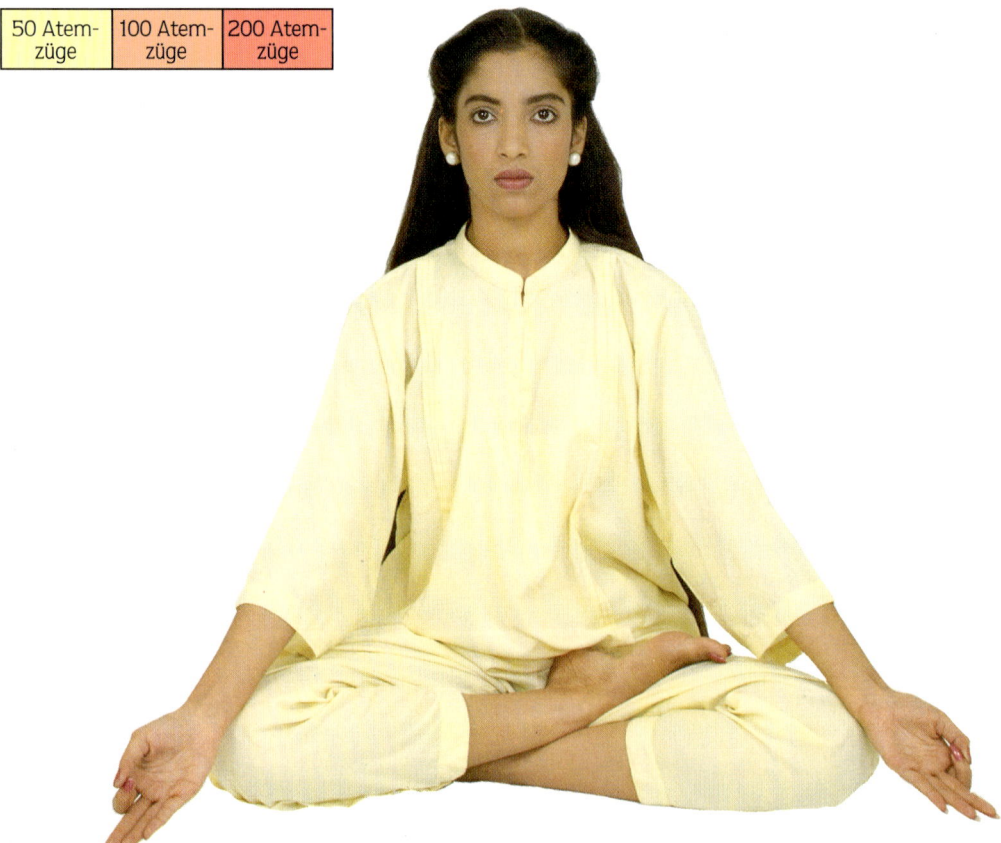

Übung 2: Parvatasana – Berg 1

Ausführung

Im Schneidersitz oder Lotussitz
die Handflächen wie zum Gebet
vor der Brust leicht aneinander-
legen. Gleichmäßig und tief einatmen (4 Sek.), dabei die Hände
über den Kopf bringen, bis Rükken und Arme vollständig gestreckt sind. In dieser Stellung,
ohne auszuatmen, für 8 Sekunden bleiben. Ausatmen (4 Sek.)
und die Hände wieder bis vor die
Brust bringen. Wiederholen.

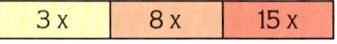

3 x	8 x	15 x

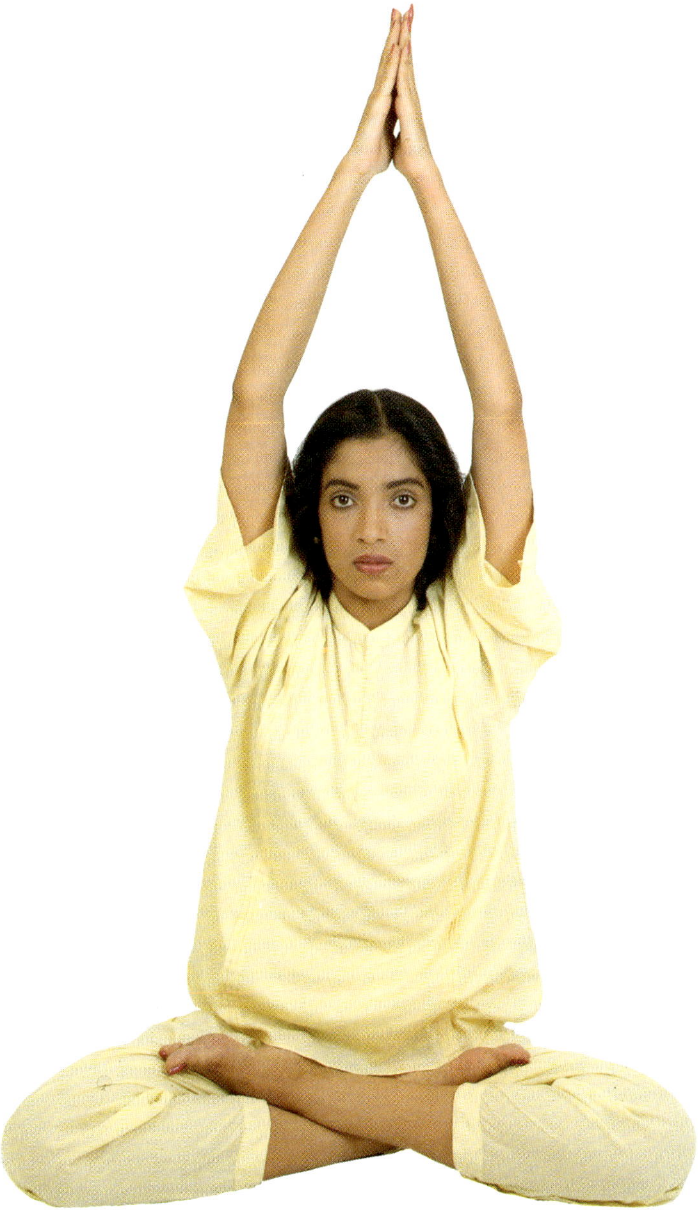

Wirkung

Da die unteren Körperteile bei
dieser Übung unbeweglich bleiben, werden alle Bauch- und Bek-
kenmuskeln besonders stark
gestreckt. Daher empfiehlt sich
diese Übung vor allem bei Lei-
stenbruch, Bindegewebsschwä-
che des Uterus oder des Rektums. Ein übermäßig hohles
Kreuz kann damit korrigiert werden. Regelmäßiges Praktizieren
gewährleistet einen schlanken,
beweglichen Unterkörper.

Für den Abend

Übung 3:
Parvatasana – Berg 2

Ausführung

Im Schneidersitz oder Lotussitz die Handflächen über dem Kopf leicht zusammenpressen. Einatmen (3 Sek.), den Oberkörper so weit wie möglich nach links biegen und in dieser Stellung 6 Sekunden verweilen. Ausatmen (3 Sek.) und in die Ausgangsstellung zurückkehren. Nun einatmen (3 Sek.) und den Oberkörper so weit wie möglich nach rechts biegen. 6 Sekunden in dieser Position bleiben. Einatmen (3 Sek.) und in die aufrechte Stellung zurückkehren. Wiederholen.

je 2 x	je 5 x	je 10 x

Übung 4:
Ekapadasana – Einbeiner

Ausführung

Aufrecht hinstellen, den rechten Fuß gegen den linken Oberschenkel stemmen und die Ferse an die Leiste pressen. Die Hände in Gebetspose vor der Brust halten. In der Stellung bleiben und normal atmen. Seiten wechseln.

je 1 Min.	je 2 Min.	je 10 Min.

Wirkung

Entspannt und trainiert die Beinmuskulatur. Erhöht die Kontrolle des Gleichgewichts und die Konzentrationsfähigkeit.

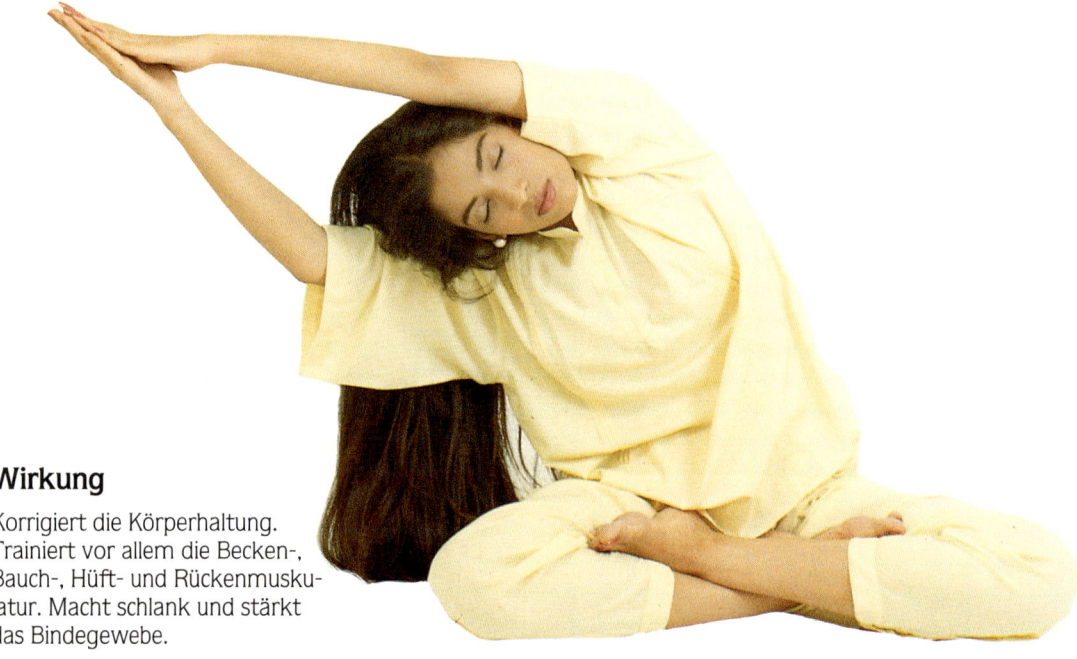

Wirkung

Korrigiert die Körperhaltung. Trainiert vor allem die Becken-, Bauch-, Hüft- und Rückenmuskulatur. Macht schlank und stärkt das Bindegewebe.

Übung 5: Singhasana – Löwe

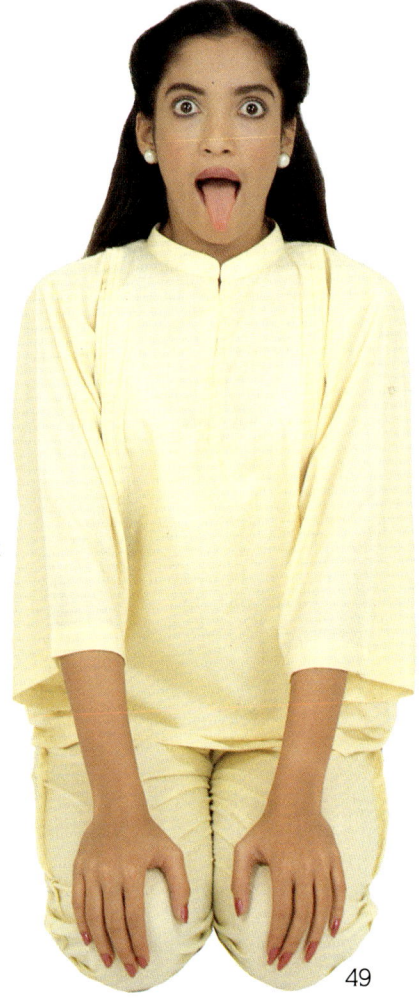

Ausführung

Mit aufrechtem Oberkörper auf die Fersen setzen (Vajrasana/Festhaltung), die Hände auf die Knie legen. Den Mund so weit wie möglich öffnen und die Zunge vollständig herausstrecken, bis die Spitze das Kinn berührt. Die Augen weit öffnen, den Blick geradeaus richten. Tief und stark durch den Mund atmen, wobei beim Ausatmen ein zischendes Geräusch entstehen soll.

1 Min.	2 Min.	5 Min.

Wirkung

Singhasana ist ein wirksames Schönheitsmittel, denn es reinigt den Teint, glättet Falten und macht die Stimme attraktiver. Zunge, Rachen, Mundboden, Gesichtshaut und der Hals werden kräftig durchblutet. Die Haltung schafft Erleichterung bei Halsschmerzen und Mandelerkrankungen. Ein Doppelkinn kann zum Verschwinden gebracht werden. Streß, Aggressionen, Aufregung und hoher Blutdruck werden schnell abgebaut. Tonisiert die Augenmuskeln.

Für den Abend

Übung 6: Shashangasana – Kaninchen

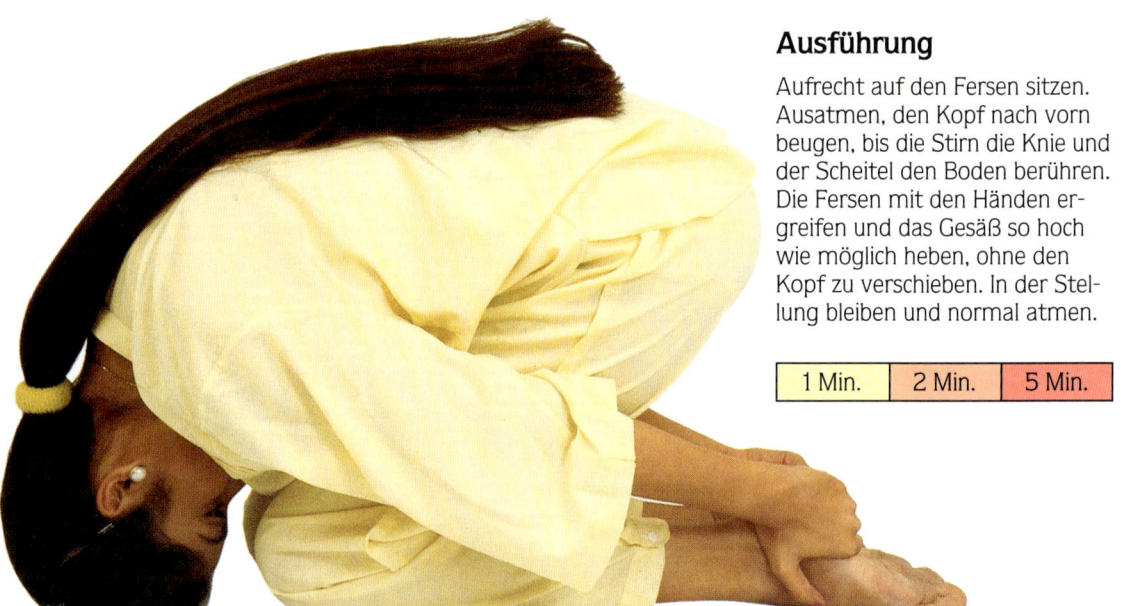

Ausführung

Aufrecht auf den Fersen sitzen. Ausatmen, den Kopf nach vorn beugen, bis die Stirn die Knie und der Scheitel den Boden berühren. Die Fersen mit den Händen ergreifen und das Gesäß so hoch wie möglich heben, ohne den Kopf zu verschieben. In der Stellung bleiben und normal atmen.

1 Min.	2 Min.	5 Min.

Übung 7: Dshanushirasana – Knie-Stirn-Haltung

Ausführung

Mit ausgestreckten Beinen auf den Boden setzen. Den rechten Fuß an die Innenseite des linken Oberschenkels heranziehen, so daß die Ferse die Schamgegend leicht berührt. Ausatmen, den Rücken nach vorne biegen, dabei den Unterschenkel so weit vorne wie möglich umfassen. Mit Hilfe der Armmuskulatur den Kopf ans Knie heranziehen. Normal atmen. Falls dies nicht möglich ist, in der bestmöglichen Position verweilen und sich allmählich weiter vorarbeiten. In die Ausgangsposition zurückkehren und die Seiten wechseln.

je 1 Min.	je 2 Min.	je 4 Min.

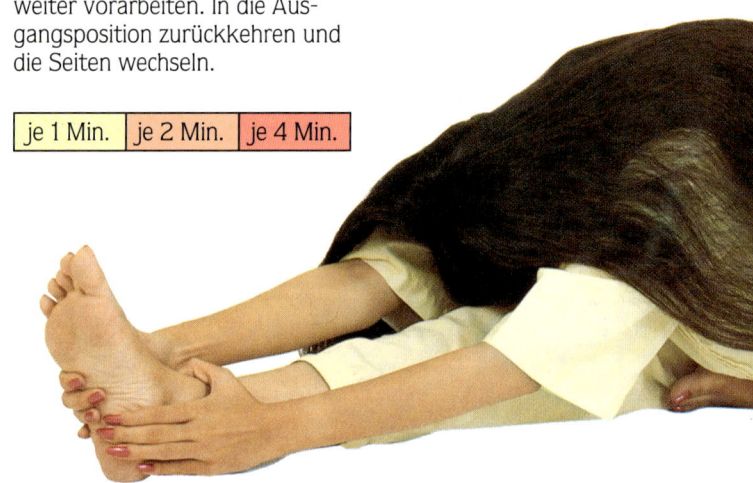

Übung 8:
Hastapadasana – Hand-bei-Fuß

Wirkung

Die Rückenmuskulatur wird stark gestreckt, während die Wirbelsäule nach vorne gebeugt wird. Die Wirbel werden in die richtige Position gerückt und Haltungsschäden korrigiert. Die Blutzirkulation des Kopfes und Halses nimmt stark zu, was sich positiv auf alle Organe in diesem Körperbereich auswirkt.

Ausführung

Aufrecht hinstellen, die Füße sind eng beieinander, die Knie durchgestreckt. Beide Arme hängen am Körper herab. Ausatmen, den Oberkörper nach vorne beugen, mit den Händen die Fersen umfassen und den Kopf an die Knie drücken. Normal atmen und in der Stellung bleiben. Soweit möglich, diese langsam verbessern. Einatmen und langsam in die Ausgangsstellung zurückkehren.

1 Min.	3 Min.	5 Min.

Wirkung

Alle inneren Organe werden durch das starke Vorbeugen zusammengepreßt und von Toxinen befreit. Die Blutzirkulation in den oberen Körperteilen nimmt stark zu. Dies ist eine ausgezeichnete Übung für Asthmatiker, hilft bei Ischias- und Bandscheibenbeschwerden, Erkältungen und Kopfschmerzen.

Wirkung

Hilft bei Nieren- und Blasenleiden. Steigert Vitalität und Verdauungskapazität. Hilft Diabetikern. Die Rückenmuskulatur wird stark gespannt, Hüftgelenk und Rückgrat werden gebeugt und somit der Ischiasnerv gedehnt.

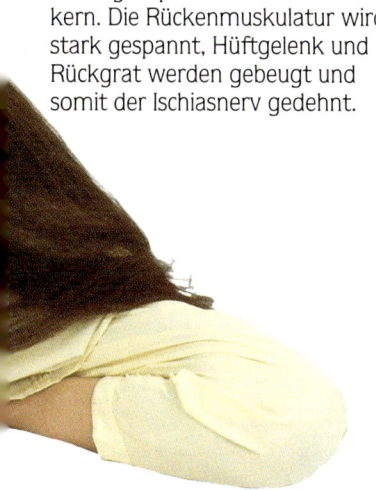

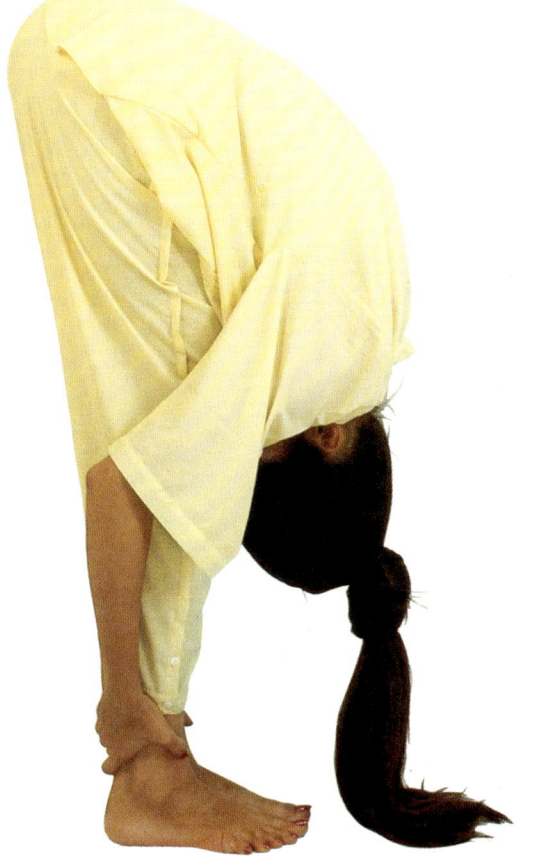

51

Für den Abend

Übung 9: Makarasana – Krokodil

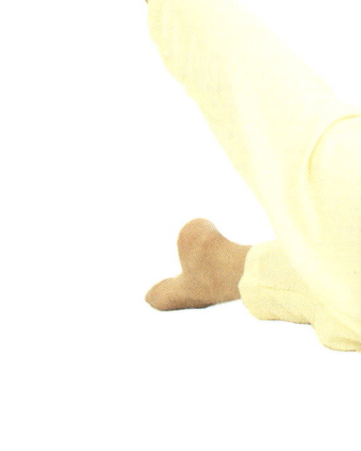

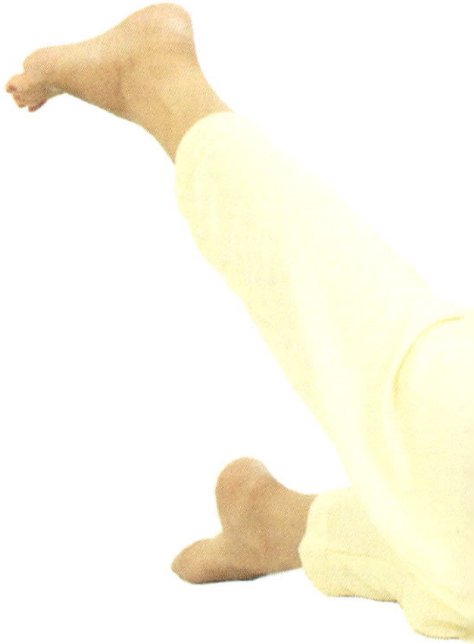

Ausführung

Völlig ausgestreckt auf den Boden legen, die Beine sind etwas gespreizt, die Fußspitzen zeigen nach außen. Die Arme unter den Kopf legen, so daß Stirn oder Schläfe auf die Handflächen zu liegen kommt. Alle Körperteile haben direkten Kontakt mit dem Boden und bleiben entspannt und regungslos. Die Augen schließen und sich vorstellen, daß der Körper bei jedem Atemzug tiefer in den Boden versinkt. Nun nimmt man auch die Wärme wahr, die durch die vorangegangenen Übungen im unteren Teil der Wirbelsäule entfacht wurde. Diese Wärme breitet sich langsam über den ganzen Körper aus.

2 Min.	3 Min.	15 Min.

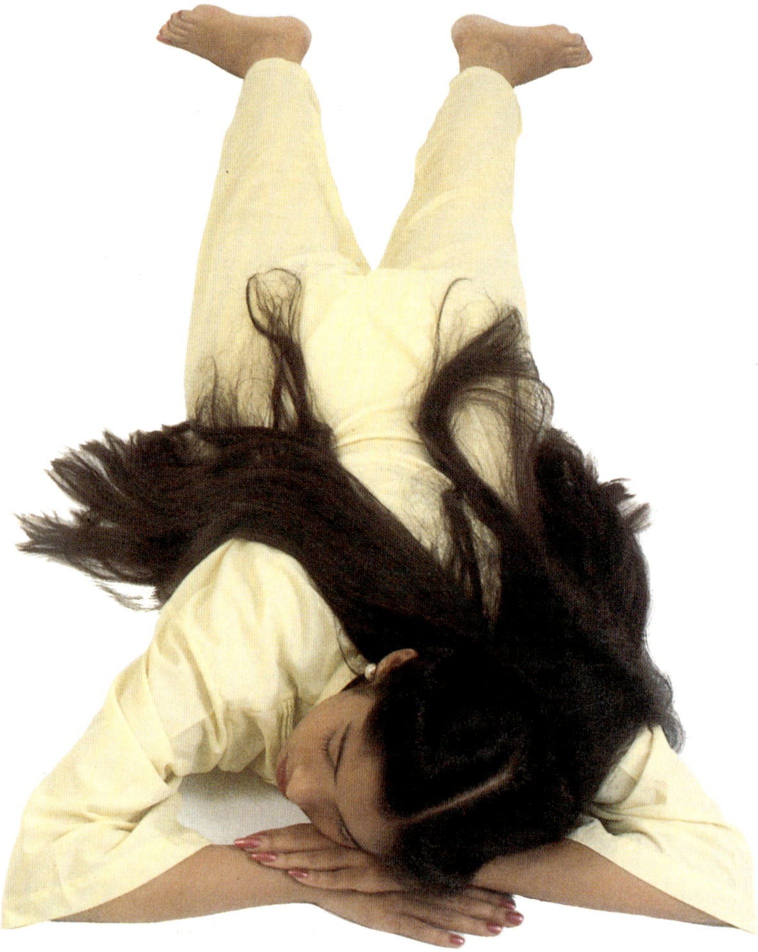

Wirkung

Hilft bei Streß, hohem oder niedrigem Blutdruck, Nervosität und Schlaflosigkeit. Die durch Yoga freigesetzte Energie wird geschwächten Körperteilen zugeführt. Entspannt das vegetative Nervensystem. Verhindert Sorgenfalten und dunkle Ränder unter den Augen.

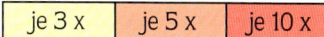

Übung 10: Ekapada Shalabhasana – Heuschrecke 1

Ausführung

Auf den Bauch legen, die Arme liegen ausgestreckt seitlich am Körper, die Handflächen zeigen nach unten. Tief einatmen (4 Sek.) und das rechte Bein so hoch wie möglich vom Boden heben. 8 Sekunden in dieser Stellung bleiben. Langsam ausatmen (4 Sek.) und das Bein wieder auf den Boden bringen. Einatmen (4 Sek.) und diesmal das linke Bein vom Boden heben. 8 Sekunden in der Stellung bleiben. Ausatmen (4 Sek.) und das Bein auf den Boden legen. Wiederholen.

je 3 x	je 5 x	je 10 x

Wirkung

Hier werden vor allem die unteren Körperpartien trainiert. Fettpolster an Schenkel, Hüften und Bauch werden durch regelmäßiges Üben sehr schnell zum Verschwinden gebracht. Die Blutzirkulation im Dickdarm und um den Anus wird drastisch erhöht. Dies wirkt sich positiv bei Hämorrhoiden und Verstopfung aus.

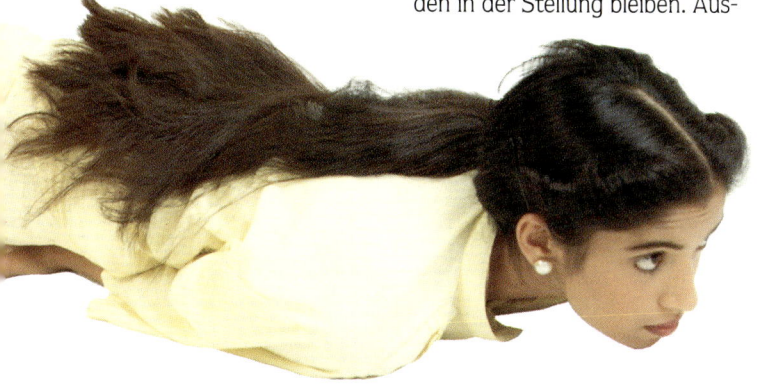

Übung 11: Supta Vajrasana – Liegende Festhaltung

Ausführung

Auf die Fersen setzen (Vajrasana/Festhaltung), nach hinten lehnen und sich dabei auf den Ellbogen abstützen, bis der nach hinten gebeugte Kopf den Boden berührt. Vorerst auf Kopf und Ellbogen abstützen. Allmählich den ganzen Körper flachlegen. Während der ganzen Übung müssen die Knie zusammen auf dem Boden bleiben. In dieser Stellung normal atmen. Mit Hilfe der Ellbogen wieder in die Ausgangsstellung zurückkehren.

1 Min.	3 Min.	5 Min.

Wirkung

Eine übermüdete Beinmuskulatur wird entspannt und kräftig durchblutet; damit leistet diese Übung einen wichtigen Beitrag für die Schönheit der Beine. Die Rückenmuskulatur wird stark trainiert. Übrigens fällt diese Haltung Frauen leichter als Männern.

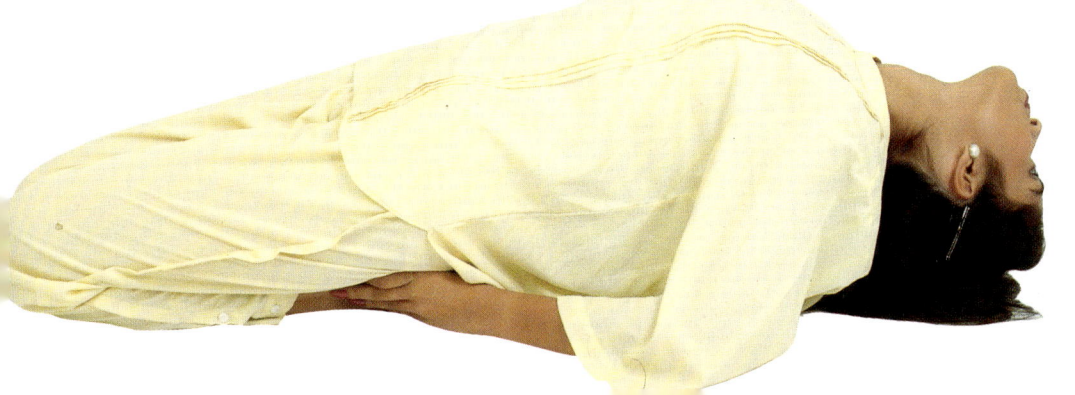

Für den Abend

Übung 12: Matsyendra 1 – Drehsitz 1

Ausführung

Mit langgestreckten Beinen auf den Boden setzen. Den linken Fuß unter das rechte Bein ziehen, bis die Ferse das rechte Hüftgelenk berührt. Den rechten Fuß links vom linken Knie placieren. Den ganzen Oberkörper nach rechts drehen und mit der linken Hand das rechte Fußgelenk umfassen. Den gestreckten Ellbogen gegen das linke Knie stemmen.

Mit Hilfe dieser Hebelwirkung und der rechten Hand, die auf dem Boden liegt, den Oberkörper noch weiter nach rechts drücken. In dieser Stellung bleiben und normal atmen. Den Hebeldruck lösen und in die Ausgangsstellung zurückkehren. Nun werden die Seiten gewechselt, d. h. der rechte Fuß kommt unter das linke Bein, der linke Fuß wird rechts

neben das rechte Knie gestellt. Der Oberkörper wird mit Hilfe der Hebelwirkung des rechten Armes und dem Zug der linken Hand nach links gedreht. Gleich lang wie zuvor in der Stellung bleiben. Dann wird der Hebel gelockert und der Körper in die Normalstellung zurückgedreht.

| je 1 Min. | je 2 Min. | je 5 Min. |

Wirkung

Die intensive Drehung des Rückgrats wirkt entspannend, tonisiert den ganzen urogenitalen Apparat, wobei die Funktion der Geschlechtsorgane merklich erhöht wird. Auch Menschen mit schwachen Nieren profitieren von dieser Haltung. Sie kann Leukorrhöe, die auf eine leichte Entzündung zurückzuführen ist, und Spermatorrhöe heilen helfen.

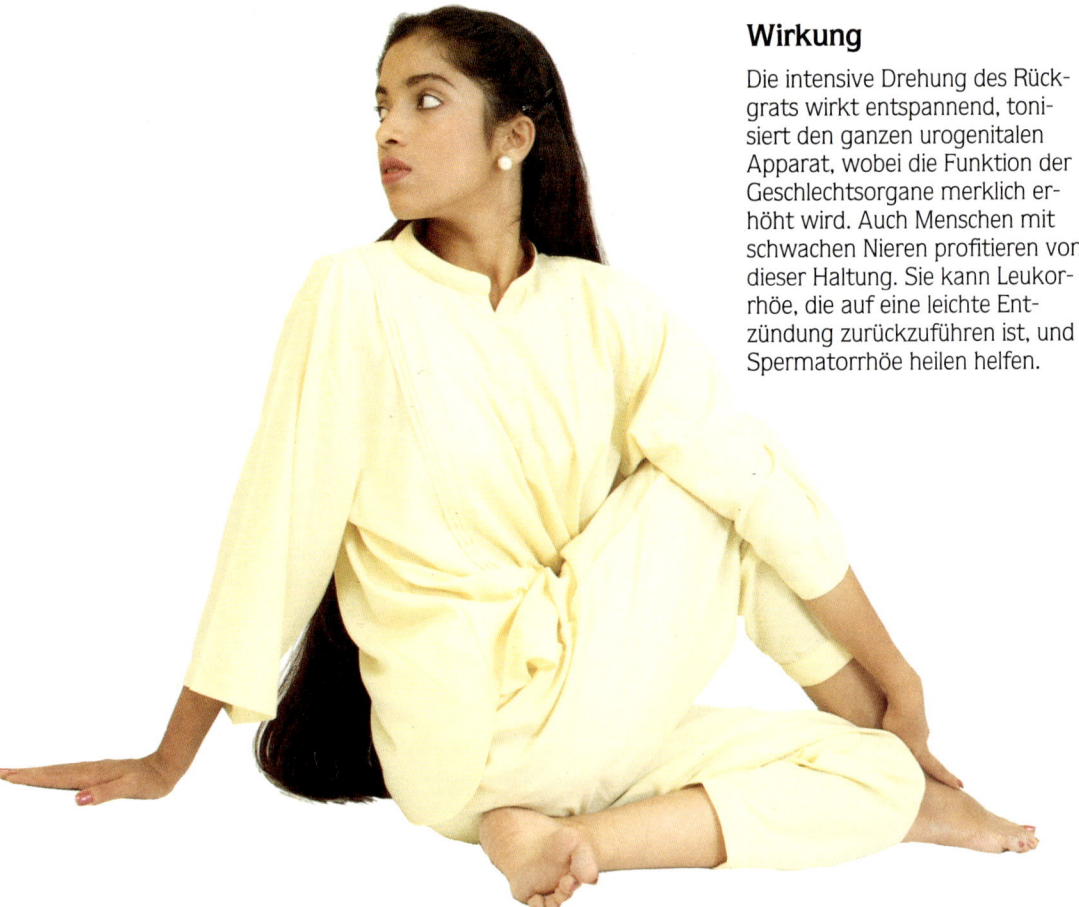

Übung 13: Pavanmukta 2 – Antimeteorismus 2

Ausführung

Mit ausgestreckten Beinen auf den Rücken legen. Ausatmen und beide Beine an den Körper heranziehen. Mit den Armen die Unterschenkel fest umfassen und gegen den Leib drücken. In dieser Stellung bleiben und tief durchatmen.

1 Min.	3 Min.	5 Min.

Wirkung

Die Bauchdecke und somit Leber, Magen, Dünn- und Dickdarm werden stark zusammengepreßt und durch die Atmungsbewegung massiert. Pavanmukta bedeutet wörtlich »Befreiung von Luft«, und genau das tut diese Übung. Auch einen schwammigen Bauch kann man loswerden.

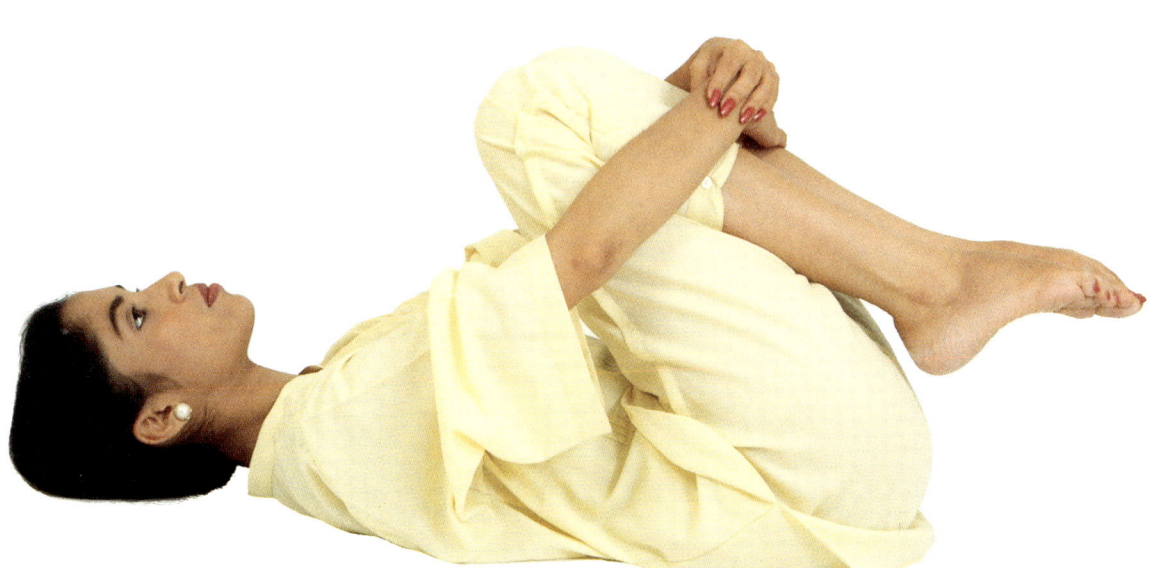

Für den Abend

Übung 14:
Pingala – Atmung durch den rechten Nasenkanal

Ausführung

Im Schneidersitz oder Lotussitz entspannen und dreimal nacheinander ausatmen. Die drei mittleren Finger der linken Hand zurückbiegen, so daß nur der Daumen und der kleine Finger vorstehen. Mit dem Daumen das linke Nasenloch zudrücken. Tief durch die rechte Nasenöffnung einatmen (4 Sek.). Den Atem für 8 Sekundenn anhalten und durch das rechte Nasenloch vollständig ausatmen (4 Sek.). Wiederholen. Dann für einige Zeit normal atmen und völlig entspannen.

3 x	5 x	8 x

Wirkung

Pingala ist einer der drei wichtigsten Nervenkanäle des menschlichen Körpers, der im rechten hinteren Teil der Nasenhöhle an die Oberfläche tritt. Pingala und Ida schlingen sich um die Wirbelsäule, welche den dritten Kanal bildet. Diese drei Kanäle versorgen Körper und Geist mit Lebenskraft. Pingala repräsentiert die feurige, männliche Energie der Sonne. Diese Übung soll eine Verbindung zu jener mächtigen Energiequelle schaffen. Sie hat eine anregende, wärmende Wirkung auf Tonus und Rhythmus des Herzens und der Gehirnwellen. Nur mit Hilfe dieser Pingala-Energie ist es den Yogis möglich, in den eisigen Regionen des Himalaya zu überleben.

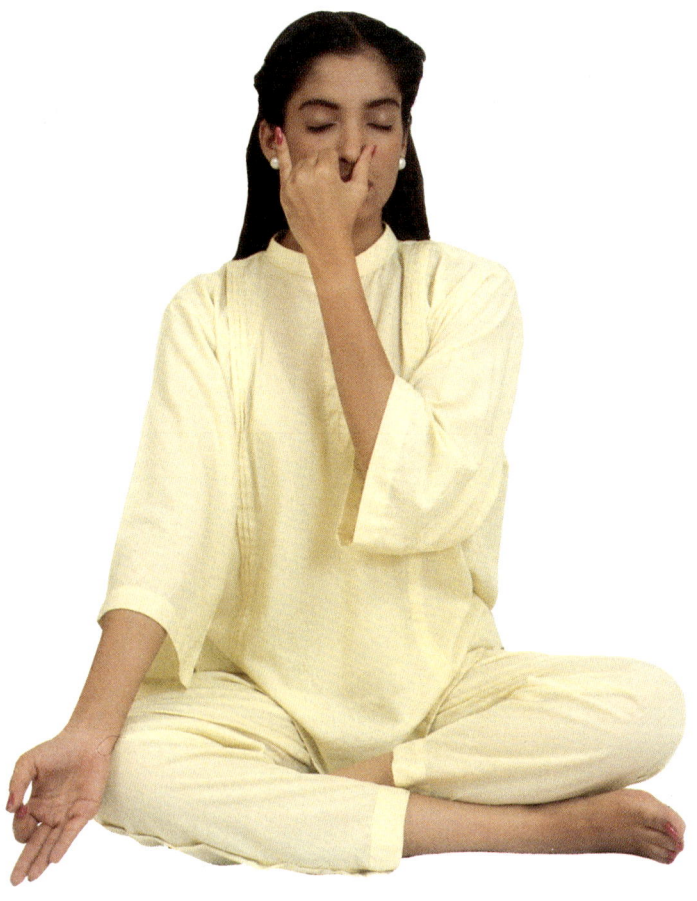

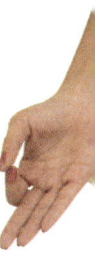

Übung 15:
Ida – Atmung durch den linken Nasenkanal

Ausführung

Im Schneidersitz oder Lotussitz mit dem kleinen Finger der linken Hand das rechte Nasenloch zudrücken und durch das linke tief einatmen (4 Sek.). 8 Sekunden den Atem anhalten und durch das linke Nasenloch wieder ausatmen (4 Sek.). Wiederholen. Dann für einige Zeit normal atmen und völlig entspannen.

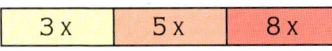

3 x	5 x	8 x

Wirkung

Ida stellt den weiblichen, kühlenden Energiestrom des Mondes dar. Manchmal setzen sich Yogis mitten im Sommer in einen Ring aus Feuer und praktizieren diese Atemübung, um ihren Körper kühl zu halten. Die Kontrolle dieser Energie hilft ihnen, ihren Körper am Leben zu erhalten. Die Übung hat eine eher kühlende, beruhigende Wirkung auf Herz und Gemüt.

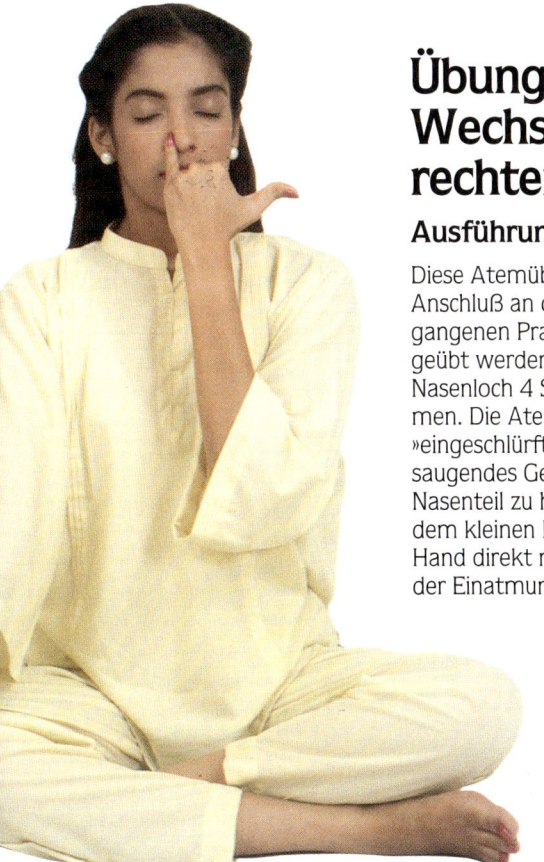

Übung 16: Pingala/Ida – Wechselseitiges Atmen durch den rechten und linken Nasenkanal

Ausführung

Diese Atemübung darf nur im Anschluß an die beiden vorangegangenen Pranayama 14 und 15 geübt werden: Durch das rechte Nasenloch 4 Sekunden tief einatmen. Die Atemluft soll langsam »eingeschlürft« werden, wobei ein saugendes Geräusch im hinteren Nasenteil zu hören sein sollte. Mit dem kleinen Finger der linken Hand direkt nach Beendigung der Einatmung den rechten Nasenflügel zudrücken und vollständig durch das rechte Nasenloch ausatmen. Diese Übung dreimal wiederholen und darauf dreimal umgekehrt üben, d. h. durch den linken Nasenkanal einatmen und den rechten ausatmen. Zwischen jeder Übung jeweils ca. 20 Sekunden pausieren.

je 3 x	je 5 x	je 8 x

Wirkung

Diese Atemübung beseitigt nervöse Störungen, Depressionen und praktisch alle Krankheiten mit psychosomatischer Ursache. Sie empfiehlt sich insbesondere für Menschen, die gerne das Rauchen aufgeben möchten.

Für den Abend

Übung 17: Savasana – Toter Mann

Ausführung

Ausgestreckt auf den Boden legen, die Wirbelsäule ist ganz gerade, die Füße sind etwa 40 cm auseinander, die Hände zeigen mit den Innenflächen ca. 25 cm vom Rumpf entfernt nach oben. Vollkommen entspannen, die Atmung nur beobachten. Die ganze Aufmerksamkeit auf den Solarplexus richten, d. h. den wärmenden Energiefluß, der von dort ausgeht, 16 Atemzüge lang bewußt erspüren. Mit dem Energiefluß alles Bewußtsein zur Herzgegend verlagern (16 Atemzüge), dann zum Hals (16 Atemzüge) und schließlich zwischen die Augenbrauen (16 Atemzüge). – Pause – Dann verläßt das Bewußtsein den Körper und wandert genußvoll in einer wunderschönen Parkanlage, angefüllt mit duftenden Blumen, farbenprächtigen Pfauen, schneeweißen Schwänen in klaren Teichen, berauschten Schmetterlingen, singenden Vögeln und warmen Winden. Schließlich erreicht das wandernde Bewußtsein in diesem Park einen Tempel, eine Kapelle oder eine Moschee und verehrt dort, seinem Glauben entsprechend, die höchste Wahrheit.

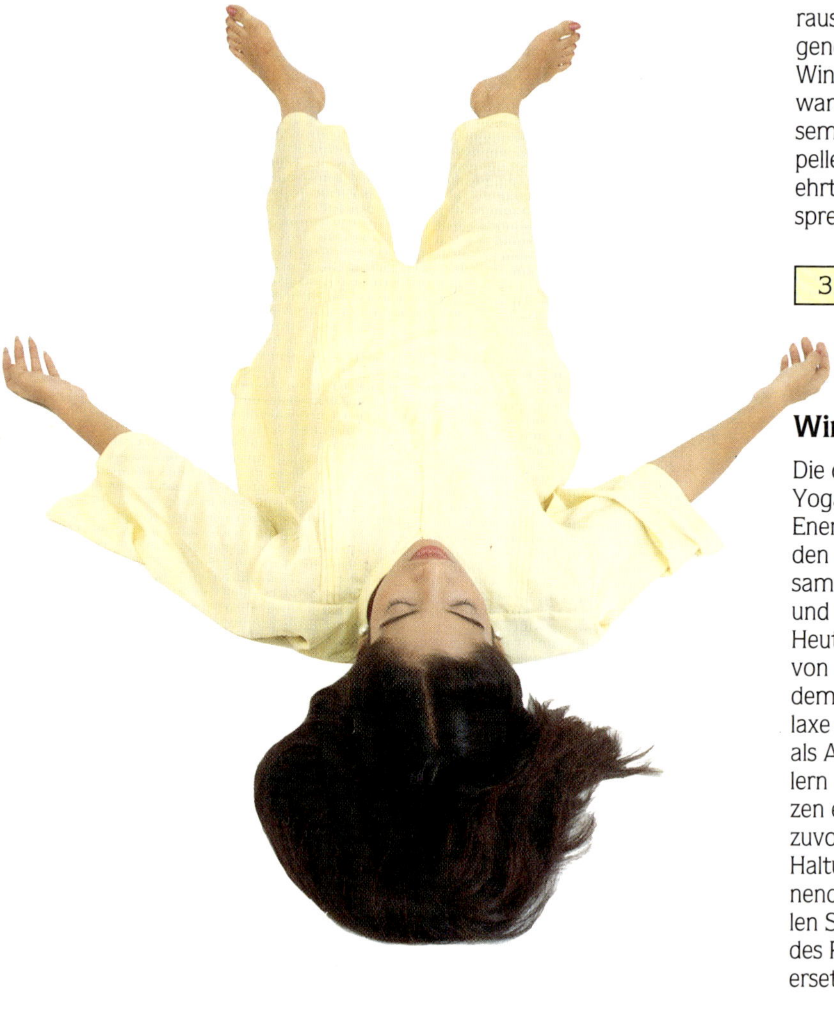

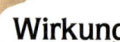

| 3 Min. | 5 Min. | 20 Min. |

Wirkung

Die durch die vorangegangenen Yoga-Übungen freigelegten Energien und Heilwirkungen werden im Körper verteilt. Das gesamte Nervensystem, bewußt und unbewußt, wird tonisiert. Heute wird diese Übung auch von der modernen Medizin unter dem Namen Autopsychoprophylaxe bei Herzbeschwerden oder als Autogenes Training bei Sportlern angewandt. Maximalen Nutzen erreicht man aber nur, wenn zuvor Yoga geübt wurde. Die Haltung wirkt derart entspannend, daß viele Stunden normalen Schlafes mit einigen Minuten des Praktizierens von Savasana ersetzt werden können.

Für Leute,
die nie genug kriegen können

Wenn Sie bei den vorangegangenen Programmen viel Freude gehabt und regelmäßig geübt haben, dann sind Sie bald soweit, sich den nicht ganz so leichten Übungen zuzuwenden. Nehmen Sie sich mindestens eine Stunde Zeit für diese Yoga-Sitzung. Sie sollten schon geduscht haben und frische Kleidung tragen, jedoch außer einem Glas Wasser noch nichts zu sich genommen haben. Dieses Programm wird mit einer Meditationsphase abgeschlossen.

Die komplette Yoga-Sitzung: 60 Minuten

Folge	Art der Übung	Name der Übung		Min.
1	Meditativ	**Padmasana**	Lotus	5
2	Kurativ	**Garudasana**	Adler	3
3	Kurativ	**Utthita Padmasana**	Stemmen	3
4	Kurativ	**Gomukhasana**	Kuhgesicht	4
5	Meditativ	**Makrasana**	Haifisch	3
6	Kurativ	**Pashimottasana**	Kreuzbiege	3
7	Kurativ	**Karnapithasana**	Ohr-Knie-Haltung	3
8	Kurativ	**Ushtrasana**	Kamel	3
9	Kurativ	**Shalabhasana**	Heuschrecke 2	3
10	Entspannungsübung	**Makarasana**	Krokodil	3
11	Kurativ	**Mayurasana**	Pfau	3
12	Kurativ	**Matsyendraasana 2**	Drehsitz	4
13	Kurativ	**Sarvangasana**	Kerze	3
14	Entspannungsübung	**Savasana**	Toter Mann	6
15	Atemübung	**Sunyak Pranayama**	Suspension des Atems	3
16	Atemübung	**Kumbhak Pranayama**	Retention des Atems	3
17	Meditativ	**Dhyana**	Meditation	5

Für Könner

Übung 1: Padmasana – Lotus

Ausführung

Im Schneidersitz den linken Fuß auf den rechten Oberschenkel und den rechten Fuß auf den linken Oberschenkel legen. Die Fußsohlen zeigen nach oben. Die korrekte, aufrechte Haltung des Rükkens überprüfen und die Hände auf die Knie legen. Völlig entspannen und die Augen auf den kleinen Kreis im Zentrum des Yantra (s. gegenüberliegende Abbildung) richten. Normal atmen.

2 Min.	3 Min.	20 Min.

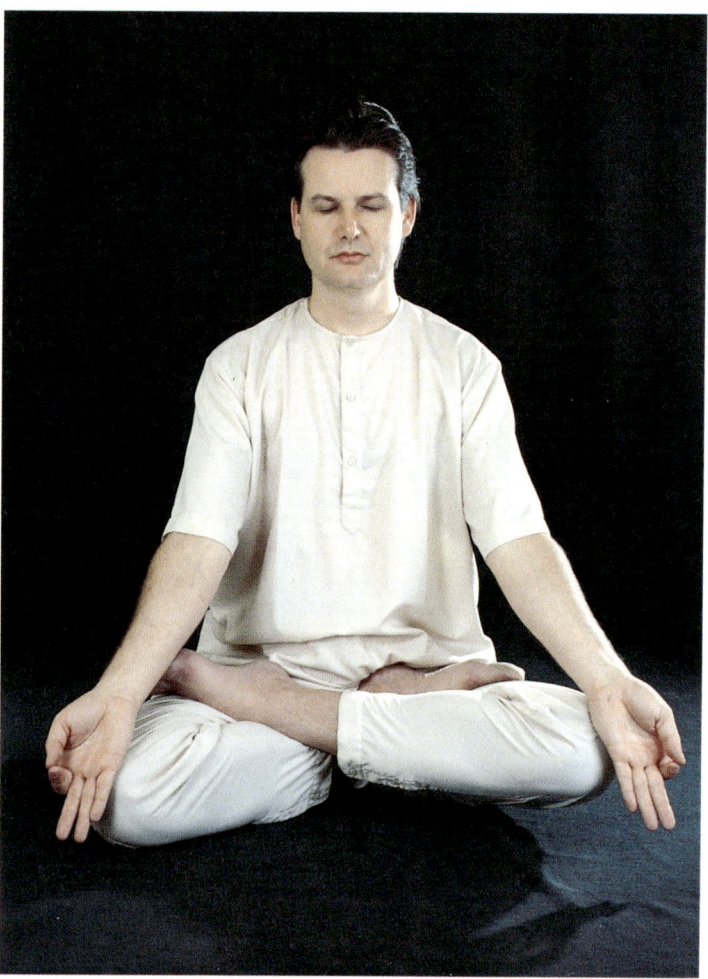

Wirkung

Durch die aufrechte Haltung der Wirbelsäule kommen alle inneren Organe in Ideallage und funktionieren mit einem minimalen Energieaufwand. Das vegetative Nervensystem wird vollkommen entspannt, daher baut diese Übung alle Arten von Anspannung, nervöse Zuckungen, Bildung von Sorgenfalten im Gesicht, Aggressionen, Depressionen und übermäßige materielle Anhaftung ab. Die unteren Körperteile werden flexibel. Die Zirkulation vor allem in der Beckengegend wird erhöht und damit auch die Leistungsfähigkeit der dort sitzenden Organe. Die Yantra-Meditation erweckt das spirituelle Bewußtsein.

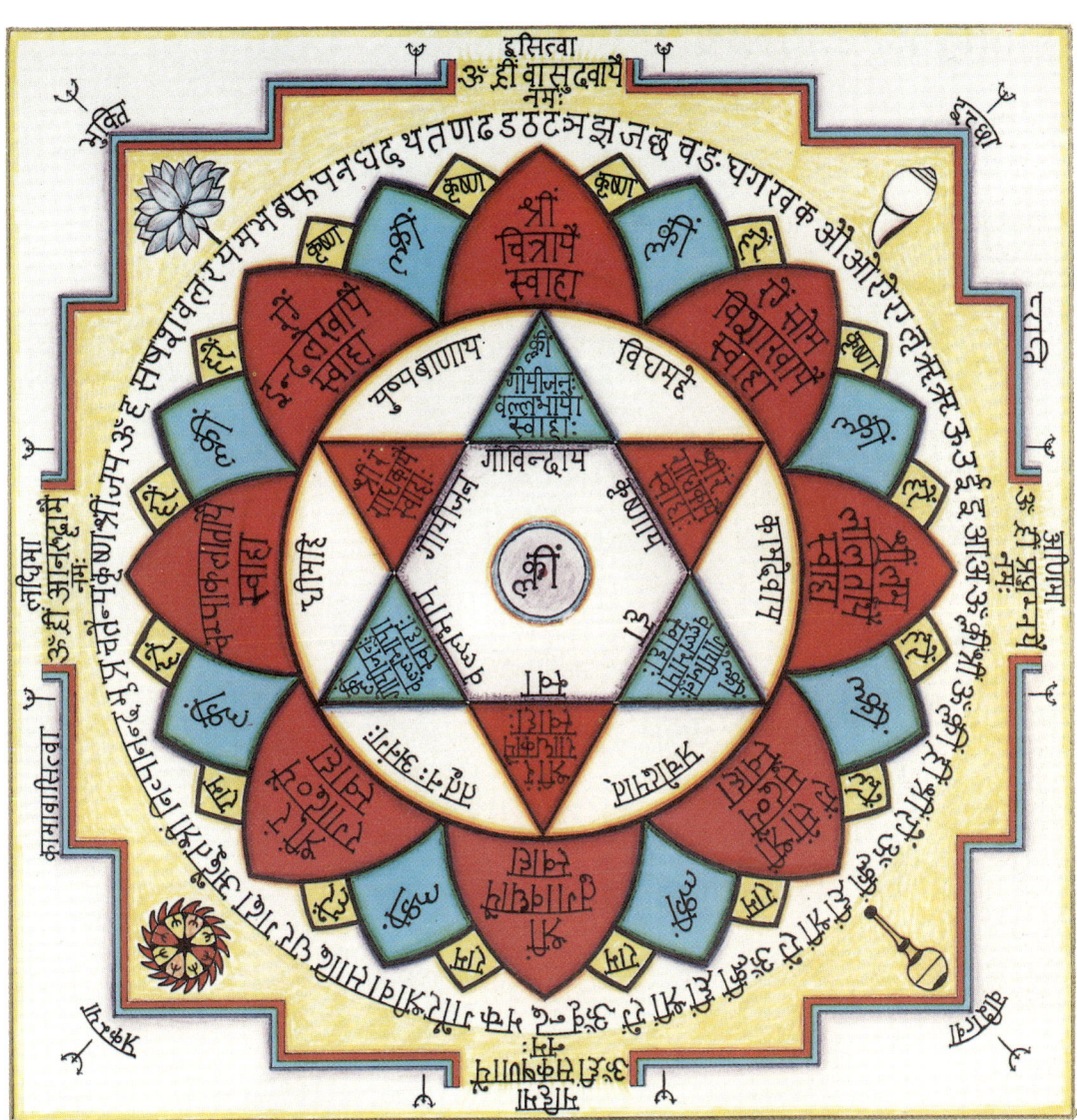

Das Radha-Krishna-Yantra

Das Yantra oder Mandala bezeichnet eine Fläche, auf der sich spirituelle Kräfte sammeln, die Konzentration der wichtigsten Aspekte der Welt eines spirituellen Menschen.
Das rote, auf der Spitze stehende Dreieck symbolisiert die weibliche, göttliche Kraft Radharanis, das blaue, auf der Basis stehende Dreieck zeigt die männliche, göttliche Kraft Krishnas. Die weiteren Blätter repräsentieren zusätzliche spirituelle Energien.
Das Yantra dient zur Aktivierung der Energien innerhalb und außerhalb des Meditierenden. Es ist ein psychokosmischer Mechanismus, der das individuelle, subjektive Bewußtsein mit der äußeren, objektiven, dreidimensionalen Welt in seinem Zentrum vereinigt, das jenseits dieser Dualität liegt.

Für Könner

Übung 2: Garudasana – Adler

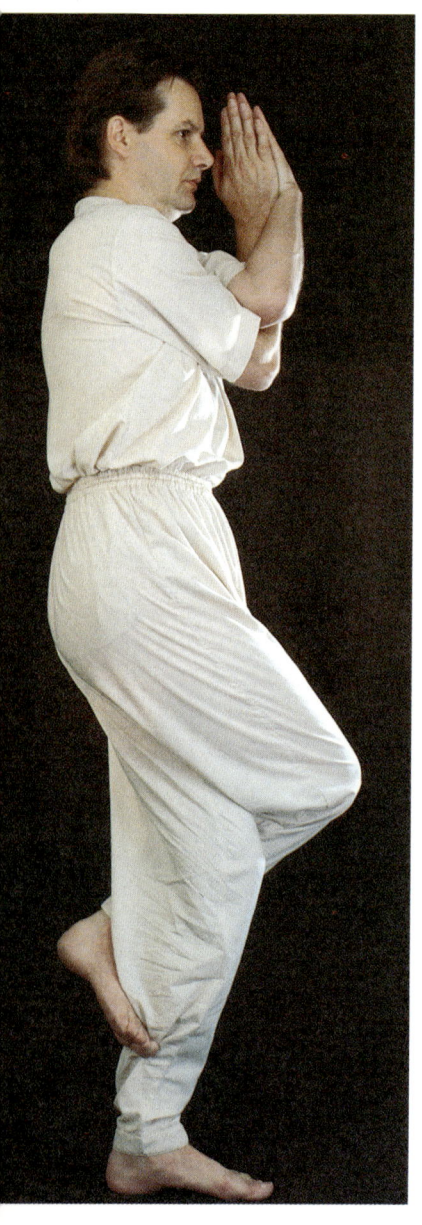

Ausführung

Aufrecht hinstellen, etwas in die Knie gehen, das rechte Bein hochheben und um das linke Bein winden. Dabei hakt der rechte Fuß von hinten über die linke Ferse. Knie strecken. Den rechten Arm um den linken legen, bis sich die Handflächen berühren. Normal atmen und so lange wie möglich in dieser Haltung bleiben. In die Ausgangslage zurückkehren und gegenseitig üben.

je 30 Sek.	je 1 Min.	je 3 Min.

Wirkung

Lockert und durchblutet Arm-, Schulter-, Bein- und Fußmuskulatur. Trainiert das Gleichgewicht.

Übung 3: Utthita Padmasana – Stemmen

Ausführung

Den Lotussitz (s. Seite 60) einnehmen, beide Hände neben dem Gesäß auf den Boden stützen. Tief einatmen und den ganzen Körper vom Boden wegstemmen. So lange wie möglich die Stellung halten und dabei normal atmen.

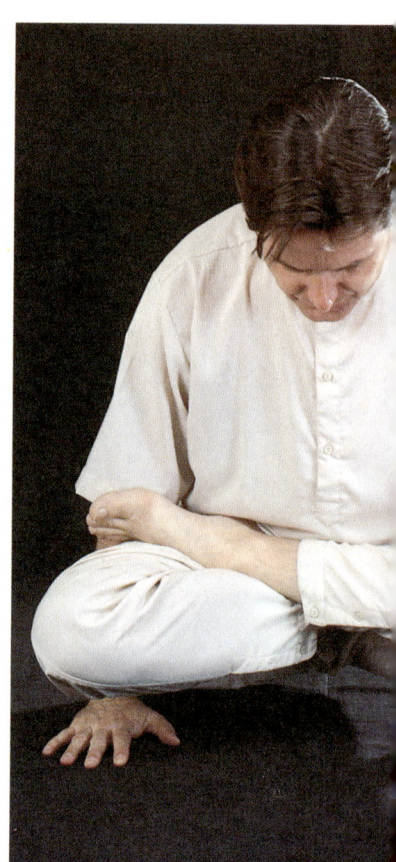

Übung 4:
Gomukhasana – Kuhgesicht

Ausführung

je 30 Sek.	je 1 Min.	je 3 Min.

Die Stärkungshaltung (s. Seite 20) einnehmen. Falls das rechte Bein über dem linken ruht, den rechten Ellbogen (im umgekehrten Fall den linken) senkrecht über die Schulter heben, während der linke Ellbogen in die Mitte des Rückens gebracht wird. Jetzt die Finger beider Hände ineinanderhaken und festhalten. In der Stellung tief durchatmen.

Wirkung

Stärkung der sexuellen Energien. Zunahme der Blutzirkulation der Schultern, Arme und Beine; bekämpft Rheuma in diesen Körperteilen sehr wirksam. Gomukhasana hilft bei Schlaflosigkeit, Asthma, Tuberkulose, Sodbrennen, Appetitlosigkeit und baut Aggressionen ab.

20 Sek.	1 Min.	3 Min.

Wirkung

Stärkt Muskeln und Nerven der Finger, Hände, Arme und Schultern, beseitigt Verstopfung, Blähungen, Spermatorrhöe und Lethargie.

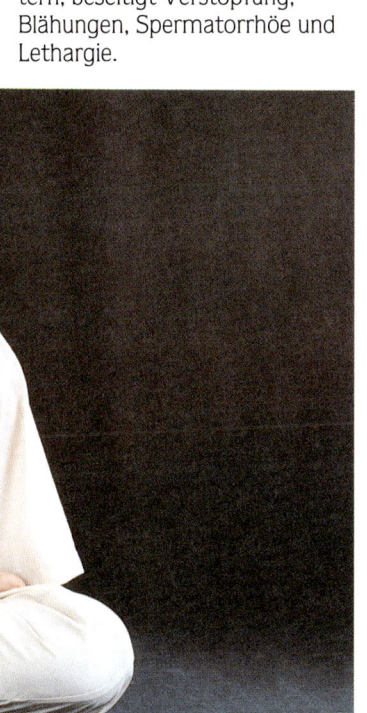

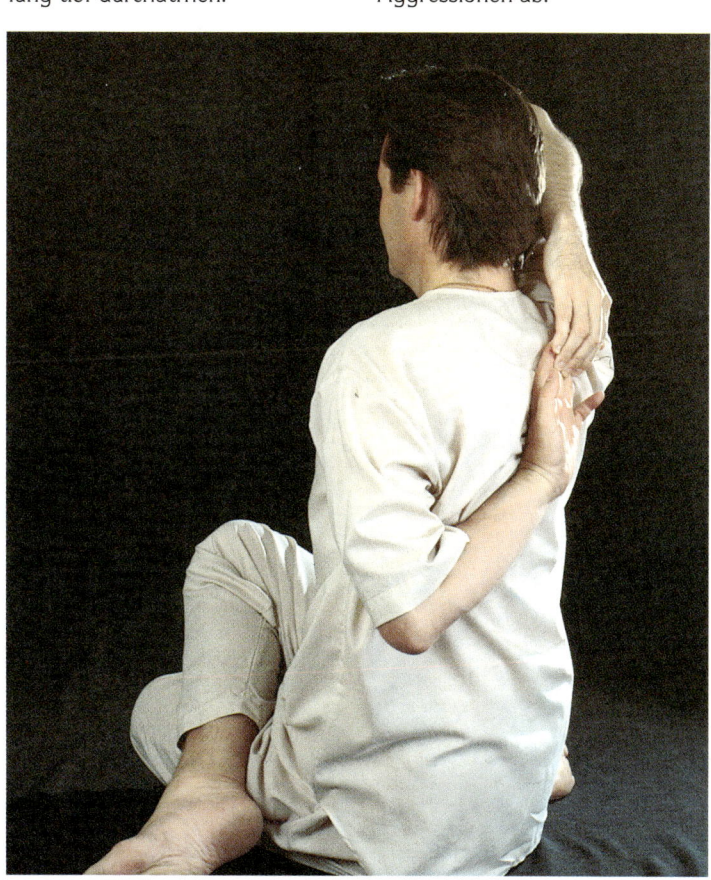

Für Könner

Übung 5:
Makrasana –
Haifisch

Ausführung

Den Lotussitz (s. Seite 60) einnehmen. Mit Hilfe der Hände den
Körper hochstemmen und langsam vornüberkippen, bis man
auf den Bauch zu liegen kommt.
Die Arme auf den Rücken legen,
den Kopf nach vorne richten
mit dem Kinn auf dem Boden.
Normal atmen.

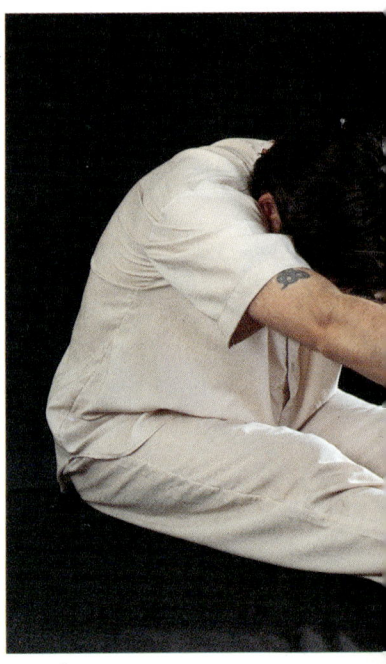

1 Min.	3 Min.	5 Min.

Wirkung

Hilft bei Schultergelenkrheuma.
Massiert und stärkt die inneren
Organe sowie den unteren Teil
der Wirbelsäule.

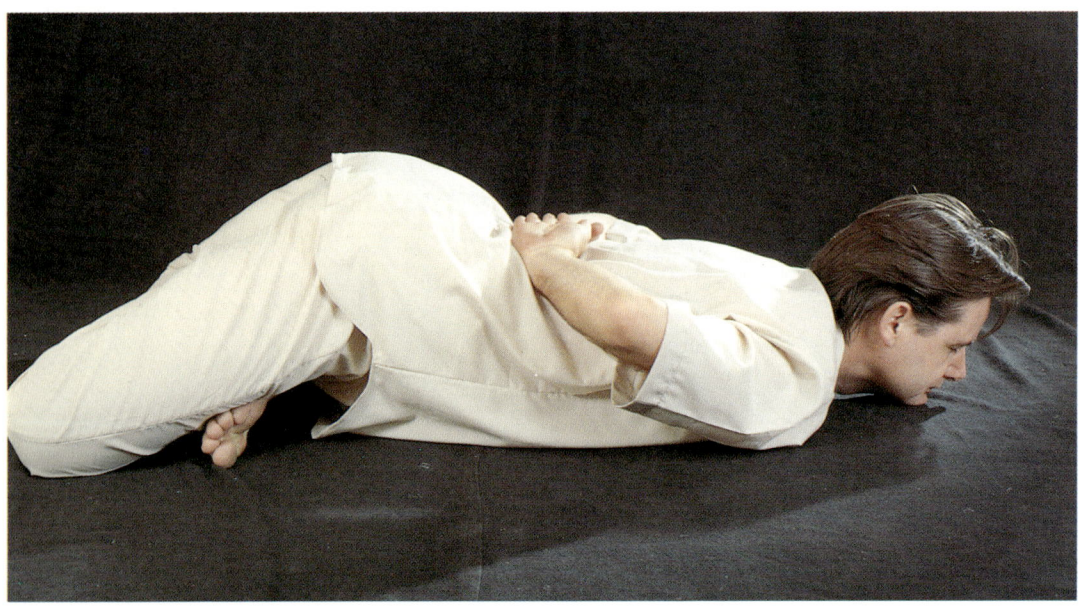

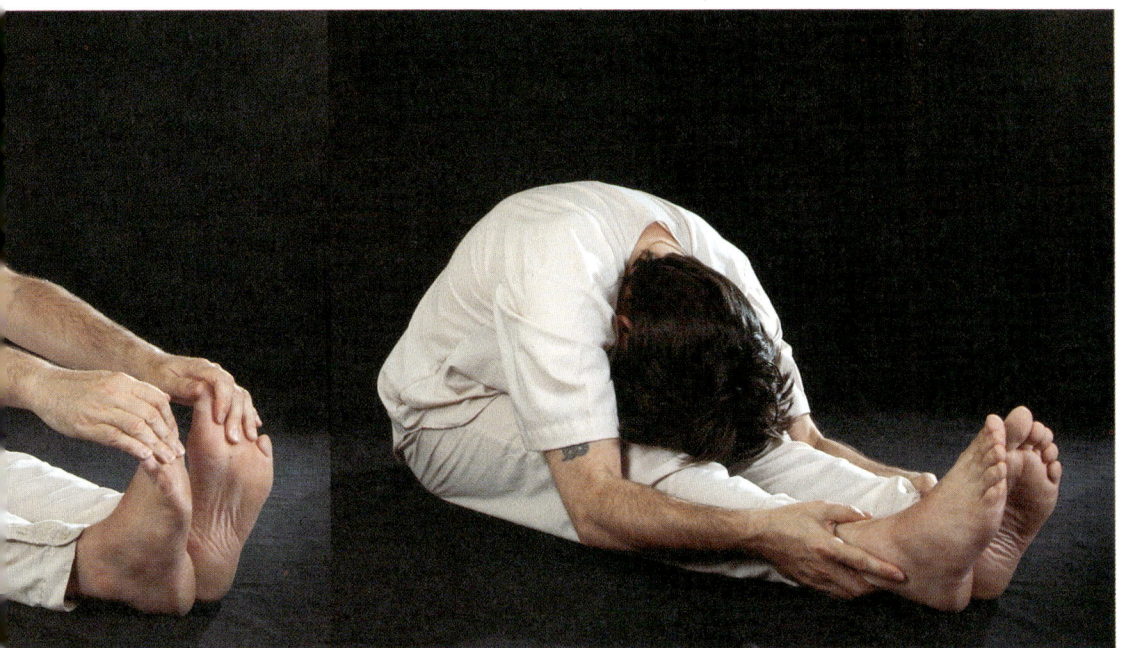

Übung 6: Pashimottasana – Kreuzbiege

Ausführung

Mit nach vorne gestreckten Beinen auf den Boden setzen. Die Knie dürfen während der ganzen Übung nicht vom Boden gehoben werden. Ausatmen, den Oberkörper nach vorne beugen, mit beiden Händen die Fußspitzen umfassen. In dieser Stellung verbleiben und normal atmen.

1 Min.	2 Min.	5 Min.

Variante

Es ist zu empfehlen, zuerst die links beschriebene Haltung zu üben und dann diese Variante zu probieren: Mit nach vorne gestreckten Beinen auf den Boden setzen. Ausatmen, den Oberkörper nach vorne beugen, mit beiden Händen die Fersen umfassen und mit Hilfe der Arme den Oberkörper weiter nach vorne drücken, bis der Kopf die Knie berührt. Stellung halten und normal atmen.

1 Min.	2 Min.	5 Min.

Wirkung

Mit diesen beiden Asanas wird ein maximales Vorwärtsbeugen der Wirbelsäule erziehlt, was schlummernde innere Energien freisetzt. Die Übung entspricht in ihrer Wirkung einem 5 km langen Dauerlauf, mit dem Unterschied, daß man sich am Ende nicht erschöpft, sondern energiegeladen fühlt. Der Leib wird zusammengepreßt, was die Durchblutung von Leber, Milz und Eingeweiden fördert. Verstopfung, Durchfall, Magenbeschwerden und Bauchfett werden zum Verschwinden gebracht.

Für Könner

Übung 7:
Karnapithasana – Ohr-Knie-Haltung

Ausführung

Lang ausgestreckt auf den Rükken legen. Ausatmen, die Beine über den Kopf hinweg nach hinten bringen, bis die Knie den Boden seitlich vom Kopf berühren. In der Stellung bleiben und normal atmen.

1 Min.	2 Min.	5 Min.

Wirkung

Streckt die gesamte Wirbelsäule einschließlich des Halses, der in dieser Haltung stark durchblutet wird; die Übung ist deshalb bei Mandelentzündung, Halsweh, Kopfschmerzen und Konzentrationsschwäche sehr nützlich. Das extreme Zusammenpressen der inneren Organe, die von der Lungenbewegung noch zusätzlich massiert werden, entfernt wirksam Toxine aus dem Körper und verleiht diesem gesunde Ausstrahlungskraft.

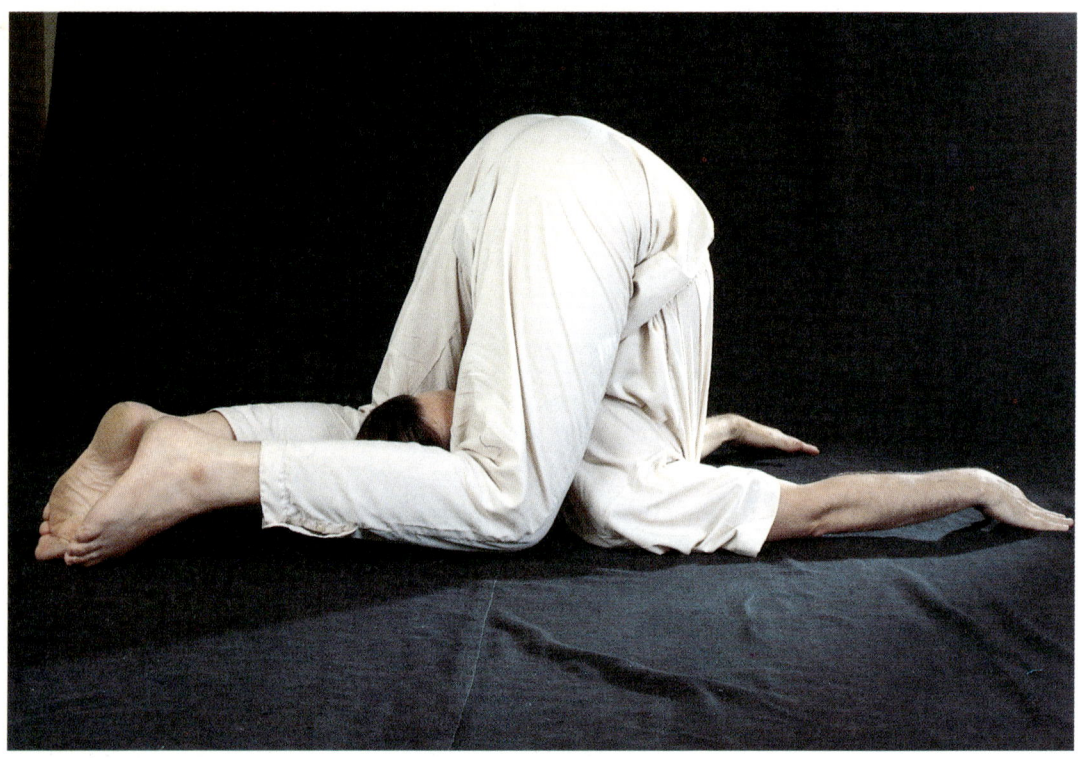

Übung 8:
Ushtrasana – Kamel

Ausführung

Auf den Boden knien, nur die Zehenspitzen und Kniegelenke berühren den Boden. Mit beiden Händen die Fersen umfassen, das Gesäß hochheben und den ganzen Oberkörper sowie den Kopf nach hinten beugen. Die Arme strecken und in der Stellung tief durchatmen.

30 Sek.	2 Min.	3 Min.

Wirkung

Das Asana stärkt sämtliche Rückenmuskeln vom Becken bis zum Nacken und hilft bei Hämorrhoiden und anderen Entzündungen des Rektums. Die vorne liegenden Körperorgane werden gestreckt und tonisiert.

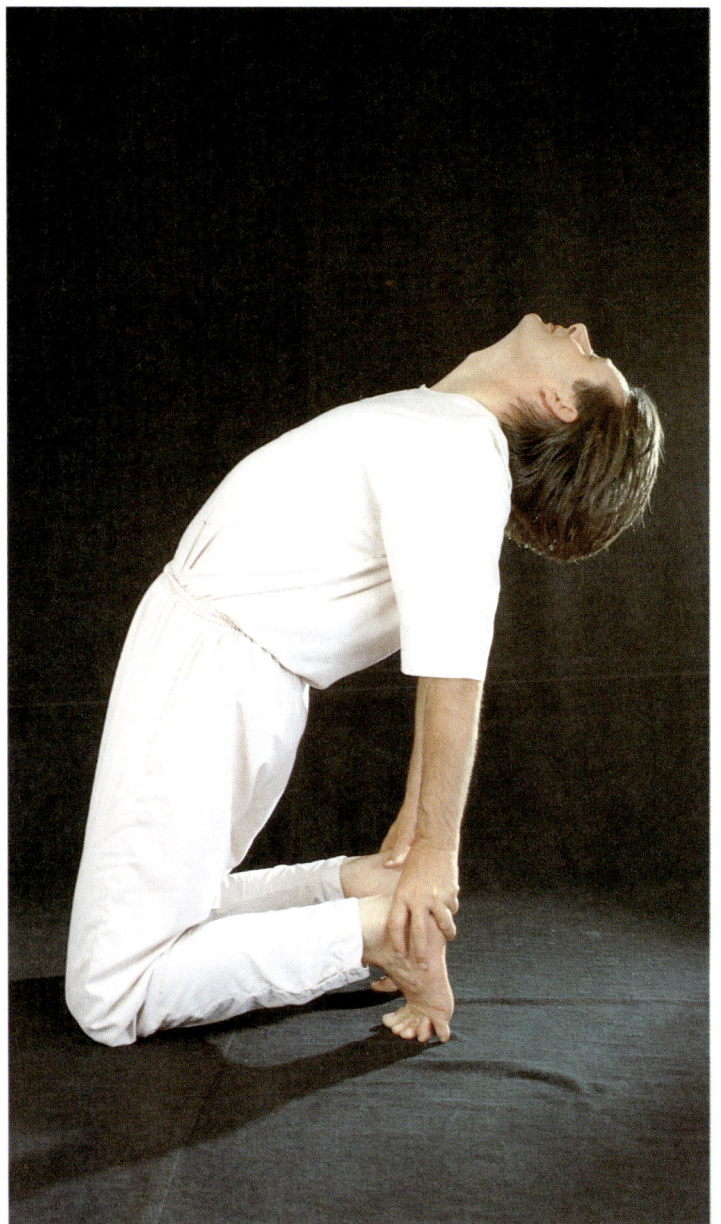

Für Könner

Übung 9:
Shalabhasana 2 – Heuschrecke 2

Ausführung

Auf den Bauch legen, beide Hände mit den Innenflächen nach unten neben das Gesäß placieren. Tief einatmen und die Beine so hoch wie möglich vom Boden wegheben. Die Stellung so lange wie möglich halten, normal atmen.

30 Sek.	1 Min.	3 Min.

Wirkung

Beseitigt Fettpolster von Oberschenkeln, Bauch, Hüften und stärkt Dickdarm, Rektum und die unteren Wirbel.

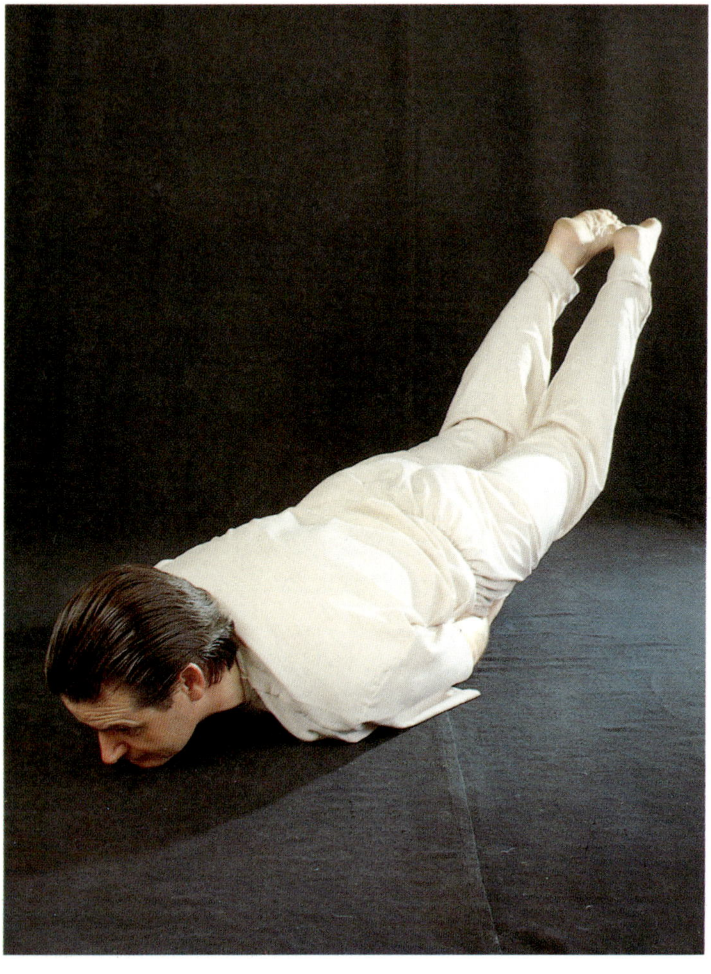

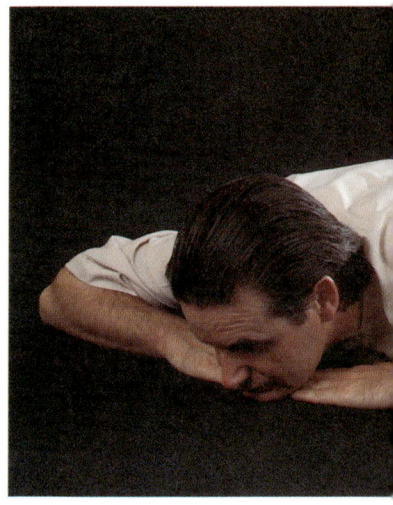

Übung 10:
Makarasana – Krokodil

Ausführung

Sie haben nun eine kurze Rast verdient, damit sich die freigelegten Energien ungehindert im ganzen Körper ausbreiten können. Völlig ausgestreckt auf den Bauch legen, die Beine leicht gespreizt, die Fußspitzen zeigen nach außen. Die verschränkten Arme dienen als Kopfkissen. Augen schließen, den Körper völlig entspannen, ruhig atmen und fühlen, wie der Energiestrom durch den Körper fließt.

2 Min.	3 Min.	15 Min.

Wirkung

Normalisiert den Blutdruck, Schlafstörungen und baut Streß und Nervosität ab.

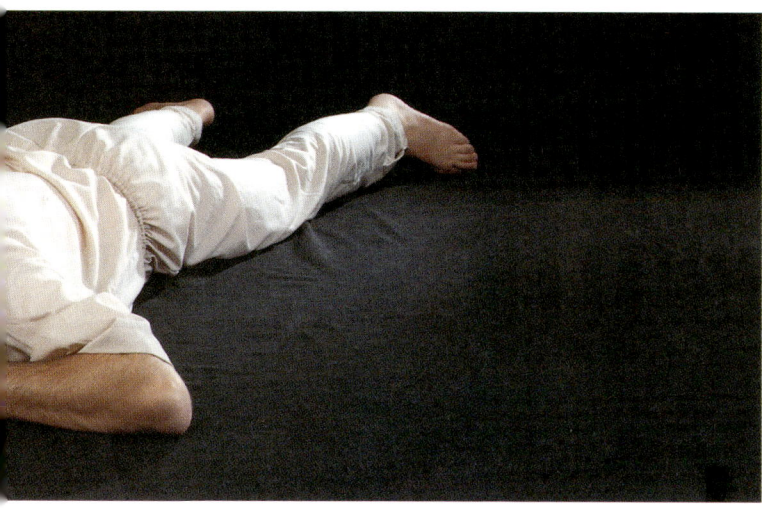

Weiter nach vorne beugen, so daß Brust und Bauch auf den angewinkelten Oberarmen zu ruhen kommen. Die Füße etwas vom Boden heben und den ganzen Körper auf den Händen balancieren. Normal atmen und die Stellung so lange wie möglich halten

10 Sek.	30 Sek.	2 Min.

Wirkung

Der extrem starke Druck auf den Unterleib verbessert die Verdauung, insbesondere wird die Bauchspeicheldrüse stark aktiviert. Die Armmuskulatur sowie das Gleichgewicht werden mit dieser Übung trainiert.

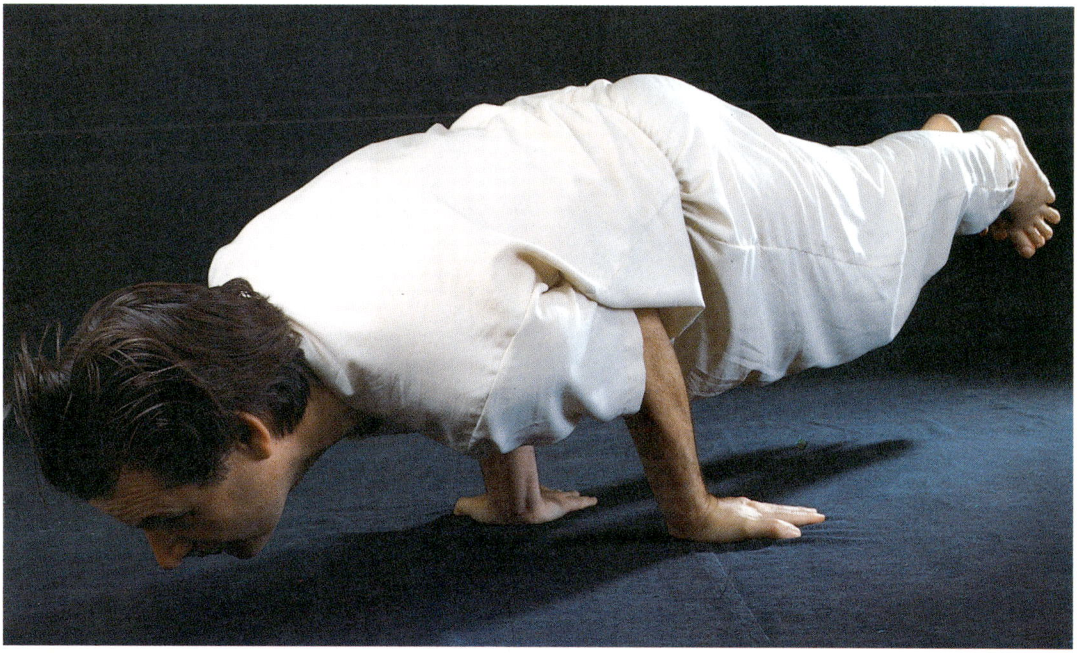

Übung 11: Mayurasana – Pfau

Ausführung

Auf den Boden knien, etwas nach vorne beugen und die Handflächen auf den Boden legen, die Fingerspitzen zeigen zum Körper.

Für Könner

Übung 12:
Matsyendrasana 2 – Drehsitz 2

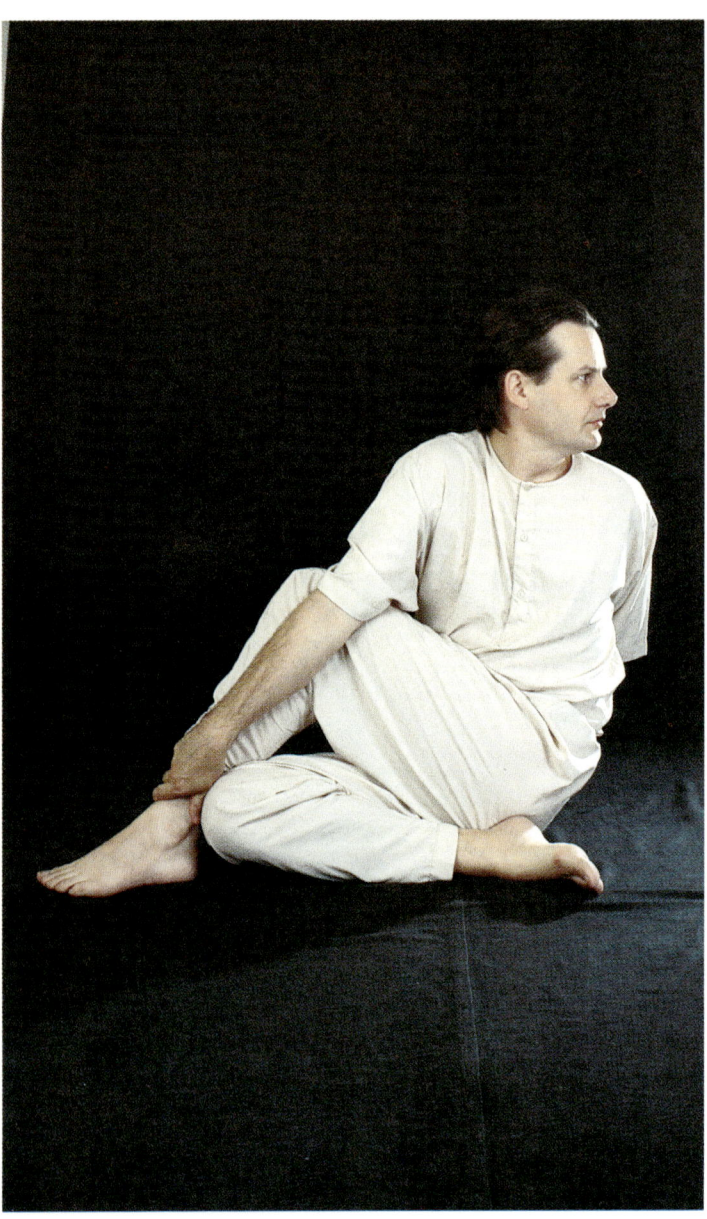

Ausführung

Mit langgestreckten Beinen auf den Boden setzen. Den rechten Fuß unter das linke Bein ziehen, bis die Ferse das Hüftgelenk berührt. Den linken Fuß rechts vom rechten Knie placieren. Den ganzen Oberkörper nach links drehen und mit der rechten Hand das linke Fußgelenk umfassen. Den gestreckten Ellbogen gegen das Knie stemmen und mit Hilfe dieser Hebelwirkung den Oberkörper weiter nach links drehen. Den linken Arm hinter dem Rücken ganz nach rechts strecken, so daß die linke Hand den rechten Oberschenkel berührt. In dieser Position verweilen und normal atmen. Die Übung gleich lang auf der rechten Seite ausführen.

| je 30 Sek. | je 1 Min. | je 3 Min. |

Wirkung

Die intensive Dehnung der Wirbelsäule wirkt entspannend, tonisiert den urogenitalen Apparatus und weckt die Kundalinikraft, die im untersten Bereich der Wirbelsäule schlummert.

Übung 13:
Sarvangasana – Kerze

Ausführung

Locker auf dem Rücken liegen, die Knie anziehen und die Fußsohlen auf dem Boden abstellen. Beine und Becken hoch über den Kopf strecken. Arme und Hände stützen das Becken und nur die Schultern bleiben auf dem Boden. Stellung halten und normal durchatmen. Langsam aus der Position kommen und doppelt so lang ausgestreckt liegen bleiben.

1 Min.	2 Min.	3 Min.

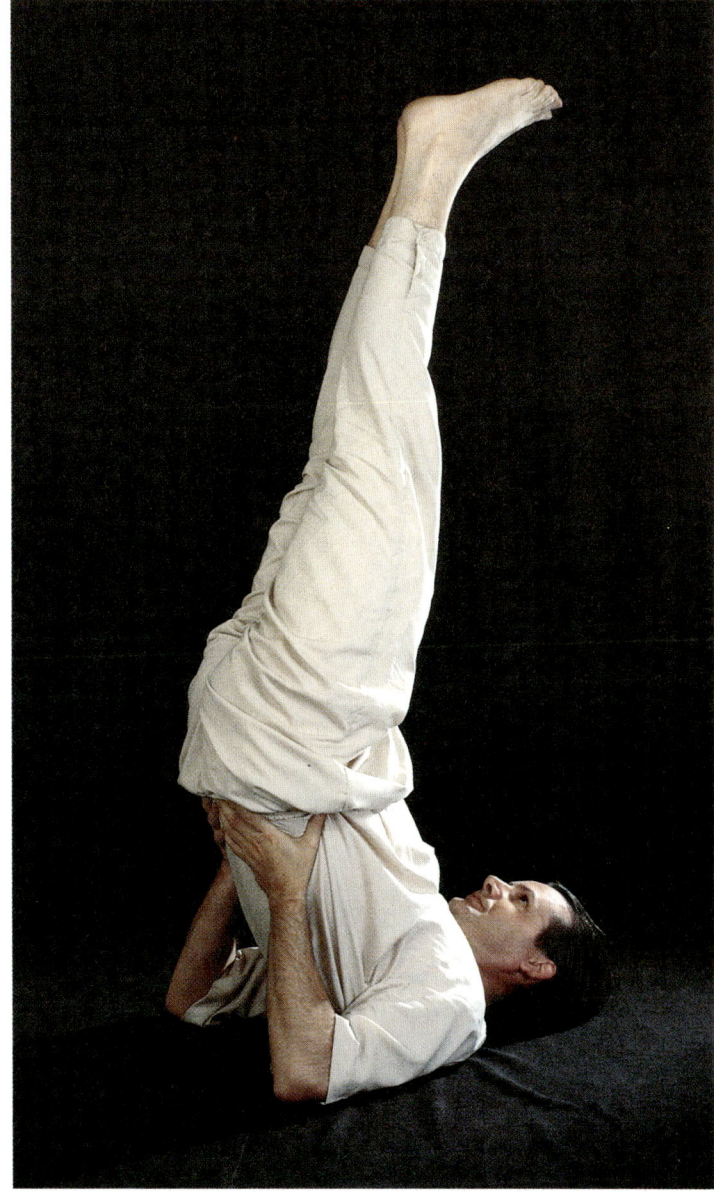

Wirkung

Beseitigt Kopfschmerzen, Halsentzündungen, Erkältungen, Krampfadern. Macht die Gesichtshaut strahlend und hilft den Augen.

Für Könner

Übung 14:
Savasana – Toter Mann

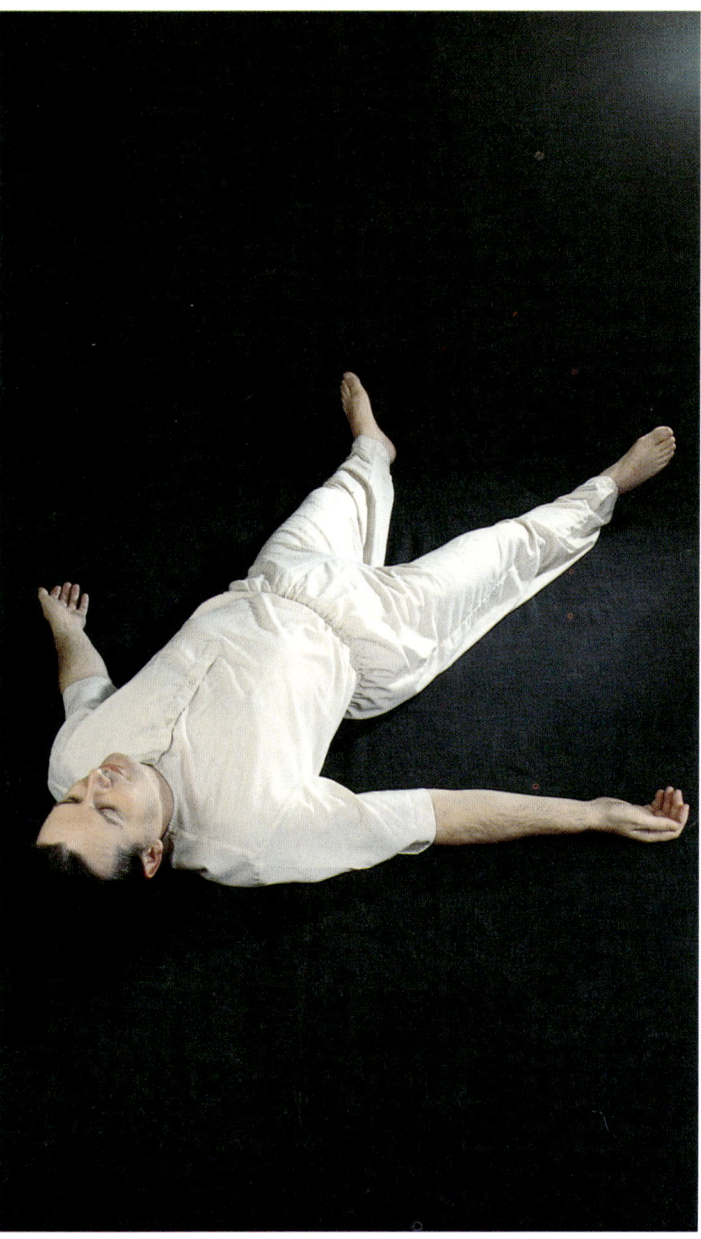

Ausführung

Auf den Boden legen, die Wirbelsäule bildet eine gerade Linie, die
Füße sind etwa 40 cm auseinander, die Zehen zeigen nach
außen. Die Hände liegen mit den
Innenflächen nach oben ca.
25 cm vom Rumpf entfernt.
Vollkommen entspannen. Die ersten 7 Atemzüge lang den Geist
auf den Nabel konzentrieren, die
zweiten 7 Atemzüge auf das
Herz, die dritten 7 Atemzüge auf
den Kehlkopf und die vierten
7 Atemzüge auf den Punkt zwischen den Augenbrauen. Jetzt
erforschen wir die Energie, die
sich an diesem Punkt gesammelt
hat, indem wir in diesen Energie-
ball, der aus bunten, schwerelos
dahinschwebenden Blumen
zu bestehen scheint, hinein-
tauchen ...

2 Min.	5 Min.	20 Min.

Wirkung

Diese Haltung wirkt so entspannend auf Körper und Geist, daß
sie viele Stunden normalen
Schlafes ersetzen kann. Tonisiert das gesamte Nervensystem.
Normalisiert Blutdruck und Kreislauf, baut Streß und Depressionen wirksam ab.

Übung 15:
Sunyak Pranayama – Suspension des Atems

Nur wenn Ihre Atemmechanik durch ausreichendes Üben der vorangegangenen Atemtechniken gestärkt ist, dürfen Sie diese und die nächste Pranayama-Übung ausführen. Am besten tut man dies unter der kundigen Leitung eines Yoga-Lehrers. Zudem kann Sunyak Pranayama nur frühmorgens oder mindestens 8 Stunden nach der letzten Mahlzeit praktiziert werden. Zusammen mit Sunyak Pranayama werden wir hier auch erstmals die drei Bandhas üben. Bandhas (was soviel wie »Bindung« bedeutet) dienen der Kontrolle bestimmter Körperzentren, wobei Muladara-bhanda die Anusregion, Uddiyana-bandha den Solarplexus und Jalandara-bhanda die Halsgegend kontrolliert. Diese Übung umfaßt alle drei Bandhas.

Ausführung

Eine meditative Yoga-Stellung einnehmen, wobei das Gesicht nach Osten zeigt, der aufgehenden Sonne entgegen. Einige Male normal atmen. Dann langsam und vollständig ausatmen, wobei der Bauch völlig zurückgezogen wird. Jetzt werden alle Bandhas nacheinander geschlossen. Muladara-bandha: Alle um den Anus gelegenen Muskeln nach oben anziehen; Uddiyana-bandha: Die gesamte Bauchmuskulatur wird nach hinten, zur Wirbelsäule hin, gezogen; Jalandara-bandha: Das Kinn wird auf die Brust gepreßt und alle Halsmuskeln werden an-gespannt. So lange wie möglich in dieser Position verbleiben. Dann alle Muskeln einschließlich des Zwerchfells entspannen und langsam einatmen. So lange normal atmen, bis der normale Atemrhythmus wiederhergestellt ist. Übung wiederholen.

3 x	5 x	10 x

Wirkung

Verleiht Kontrolle über alle Körperfunktionen sowie Emotionen und erschließt das bisher ungenutzte Energiepotential, welches in uns allen schlummert. Fördert die spirituelle Entwicklung des Individuums.

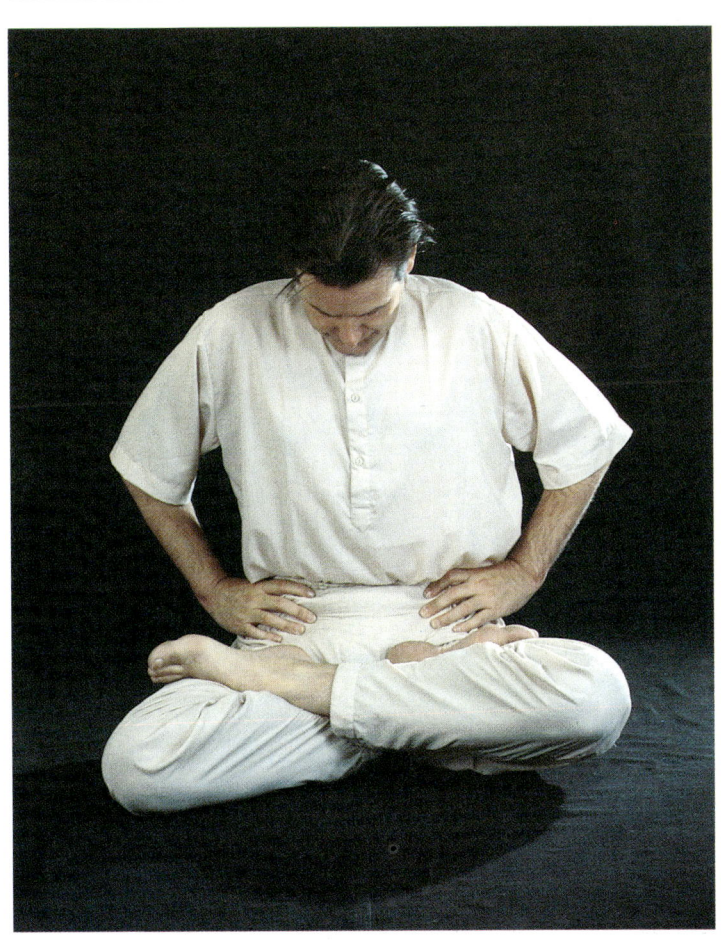

Für Könner

Übung 16:
Kumbhak Pranayama – Retention des Atems

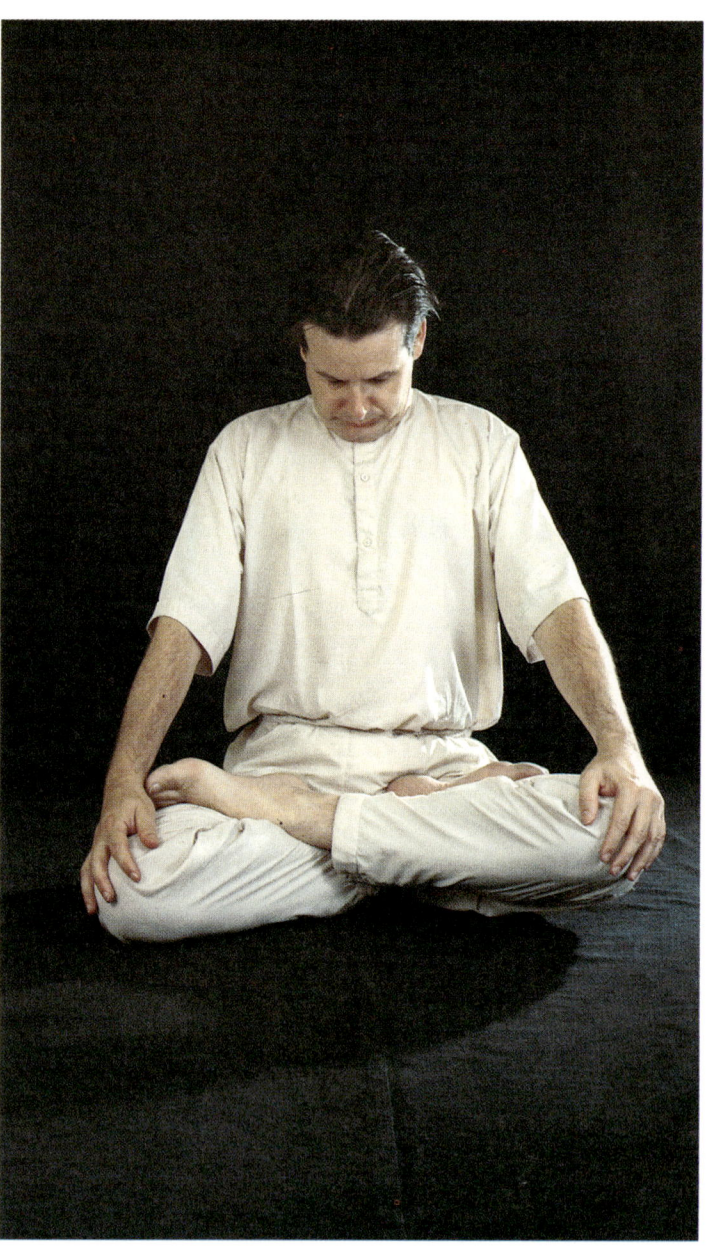

Ausführung

In einer meditativen Yoga-Haltung normal atmen. Dann langsam und vollständig einatmen, wobei der untere Teil des Bauches zuerst, dann der obere, dann der Brustkorb mit Luft angefüllt wird. Wenn man spürt, daß auch der letzte Winkel der Lunge vollständig mit Atemluft gefüllt ist, weder das Zwerchfell noch den Brustkasten bewegen und Jalandara ausführen, d. h. den Kopf stark nach vorne beugen und alle Halsmuskeln schließen. So lange wie möglich ohne auszuatmen in dieser Stellung verbleiben. Dann den Kopf heben, alle Muskeln entspannen und vollständig ausatmen. Einige Male normal atmen und dann die Übung wiederholen.

2 x	5 x	10 x

Wirkung

Die erhöhte Kompression in den Lungenbläschen stimuliert den Sauerstoffaustausch und beseitigt Toxine und Infektionen der Atemwege. Die Übung hat eine äußerst starke psychosomatische Wirkung.

Übung 17:
Dhyana – Meditation

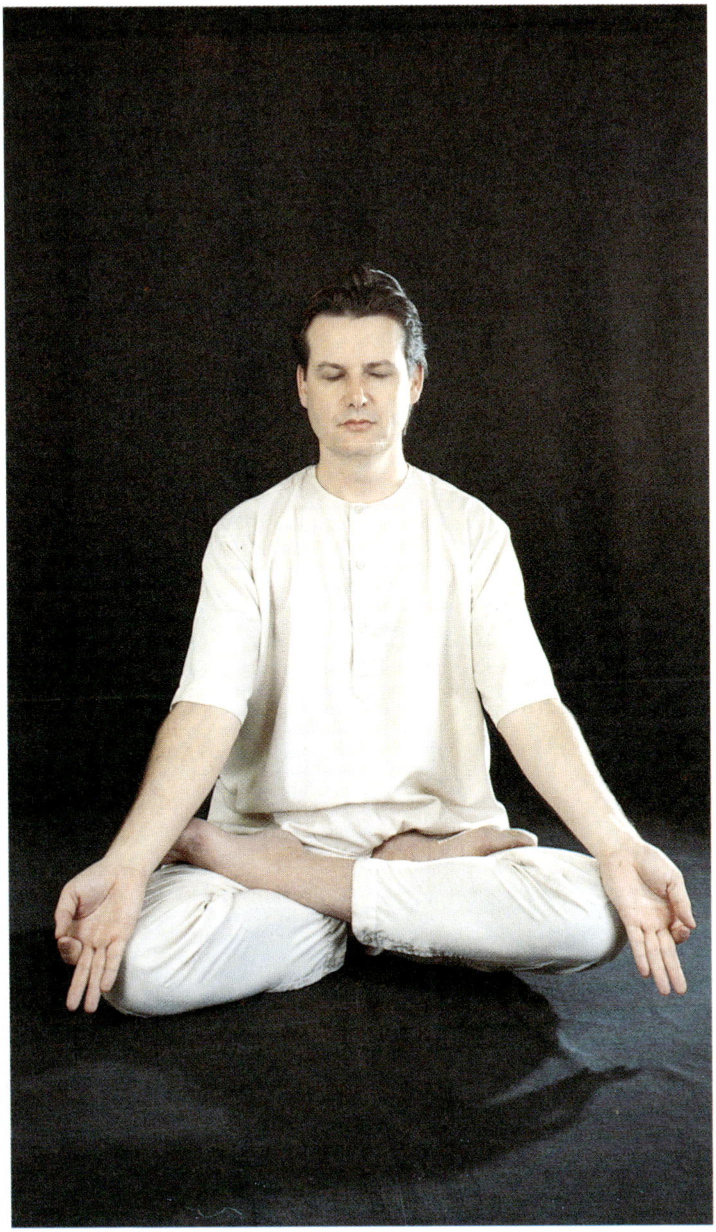

Ausführung

Den Lotussitz einnehmen, die Handrücken kommen auf den Knien zu liegen. Vollständig entspannen, im eigenen Rhythmus atmen und die Augen schließen. Deutlich hörbar die heilige Silbe OM intonieren und in regelmäßigen Abständen wiederholen. Dabei soll die volle Aufmerksamkeit auf die Klangschwingung gerichtet werden. Dann meditieren wir über die höchste Persönlichkeit Gottes, der als Kshiradokshai-Vishnu in unserem Herzen ruht. Alle Yogis erfreuen sich an dieser wunderschönen, vierarmigen Form von bläulicher Körperfarbe, die auf einer roten Lotusblume steht und strahlender leuchtet als tausend Sonnen.

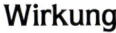

5 Min.	10 Min.	15 Min.

Wirkung

Durch Dhyana erlernt man alle mentalen Tätigkeiten zu kontrollieren, denn wie die Gita besagt, ist ein beherrschter Geist unser bester Freund, der unkontrollierte Geist hingegen ist unser ärgster Feind. Die Übung beseitigt Angst, Streß sowie Depressionen und verleiht eine rasche Auffassungsgabe, Selbstvertrauen, Frieden und Harmonie.

Für Eilige

Das Kurzprogramm für Eilige

Falls Sie einmal unter großem Zeitdruck stehen und dennoch nicht auf Ihr Yoga verzichten möchten, hier ein 15-Minuten-Programm, für das es wirklich immer reichen sollte.

Das Übungsprogramm enthält keine meditativen Asanas und ist so zusammengestellt, um die Körperfunktionen zu unterstützen und Krankheiten vorzubeugen.

Kurzprogramm für Eilige: 15 Minuten

Folge	Art der Übung	Name der Übung		Min.
1	Kurativ	**Talasana 1**	Palme 1 (je 2 x)	1
2	Kurativ	**Talasana 2**	Palme 2 (3 x)	1
3	Kurativ	**Konasana 1**	Dreieck 1 (je 2 x)	1
4	Kurativ	**Konasana 2**	Dreieck 2 (je 2 x)	1
5	Kurativ	**Trikonasana**	Hand-Fuß-Haltung (2 x)	2
6	Kurativ	**Birwadrasana**	Tapferkeit (6 x)	2
7	Kurativ	**Konasana 3**	Dreieck 3 (je 2 x)	2
8	Kurativ	**Sarvangasana**	Kerze	2
9	Entspannungs-übung	**Dradhasana**	Rechtsruhen	3

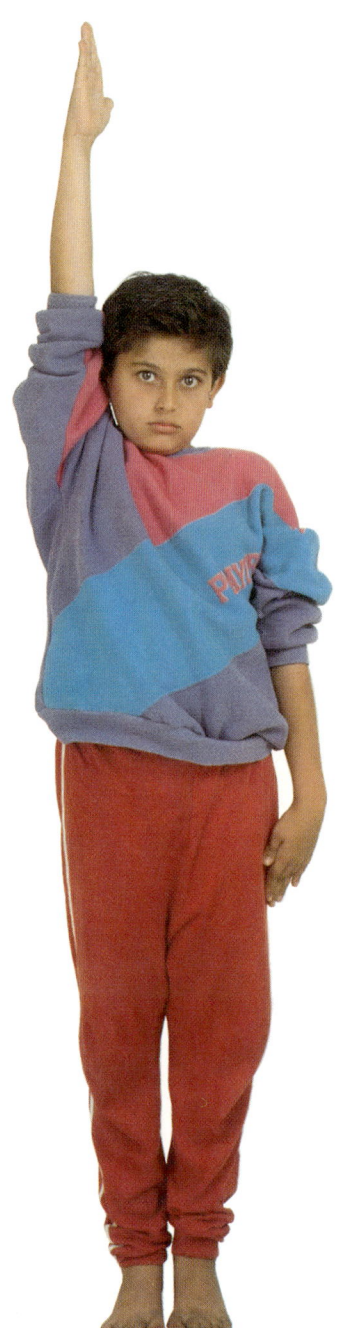

Übung 1: Talasana 1 – Palme 1

Ausführung

Aufrecht stehen, die Augen sind auf einen Punkt fixiert. Beide Arme hängen locker an den Seiten. Einatmen (4 Sek.), während der rechte Arm so hoch wie möglich über den Kopf gestreckt wird und beide Fersen sich vom Boden heben. Atem anhalten (8 Sek.) und in dieser Stellung verbleiben.

Ausatmen (4 Sek.) und langsam in die Ausgangshaltung zurückkehren. Gegenseitig üben.

je 2 x	je 5 x	je 10 x

Wirkung

Vertikales Strecken der Wirbelsäule und der inneren Organe. Erhöht die Lungenkapazität, macht schlank und korrigiert Haltungsschäden.

Übung 2: Talasana 2 – Palme 2

Ausführung

Aufrecht hinstellen, die Arme locker an den Seiten. Tief einatmen (4 Sek.) und beide Hände so hoch wie möglich über den Kopf strecken, während beide Fersen so weit wie möglich vom Boden hochgehoben werden. In der Stellung verbleiben, ohne auszuatmen (8 Sek.). Ausatmen (4 Sek.) und in die Ausgangsposition zurückkehren. Wiederholen.

3 x	5 x	10 x

Wirkung

Wirkung wie bei Übung 1.

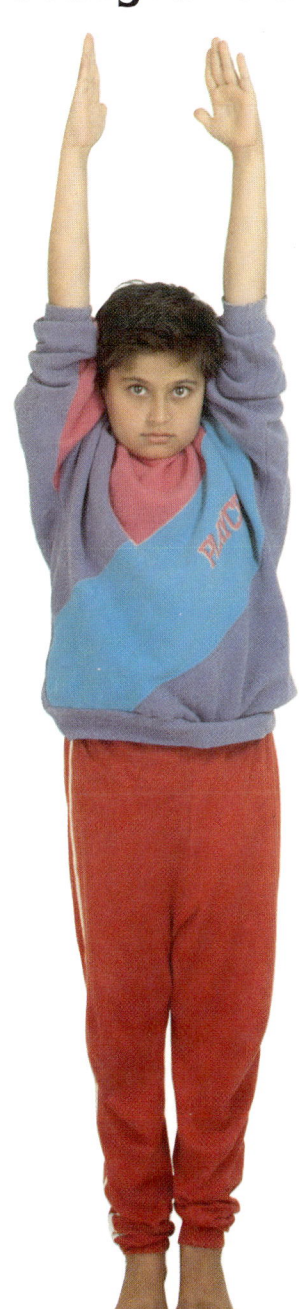

Übung 3: Konasana 1 – Dreieck 1

Ausführung

Aufrecht hinstellen, der Abstand der Füße beträgt etwa 60 cm. Den Kopf nach links drehen, tief einatmen (3 Sek.) und den Körper, ohne nach vorne zu lehnen, zur Seite beugen. Die linke Hand fährt so weit wie möglich das Bein hinunter, während die rechte Hand bis zur Achselhöhle hochgezogen wird. 6 Sekunden ohne auszuatmen in der Stellung verbleiben. Ausatmen (3 Sek.), in die Ausgangsstellung zurückkehren und auf der anderen Seite üben.

je 2 x	je 5 x	je 10 x

Wirkung

Stärkt die Körperglieder durch Streckung und die Wirbelsäule durch seitliches Biegen. Strafft die Hüften und beseitigt eventuelle Fettpolster.

Für Eilige

Übung 4:
Konasana 2 – Dreieck 2

Ausführung

Aufrecht hinstellen, die Füße
haben einen Abstand von etwa
60 cm. Der Blick ist geradeaus
gerichtet. Die linke Hand hochheben, so daß der Arm das linke
Ohr berührt. Einatmen (4 Sek.),
den Oberkörper nach rechts biegen, wobei die rechte Hand so
weit wie möglich am rechten
Bein entlang hinunterfährt. 8 Sekunden mit angehaltenem Atem
in dieser Stellung bleiben. Ausatmen (4 Sek.), in die Ausgangsstellung zurückkehren und auf der
linken Seite üben.

Wirkung

Wie in der vorangegangenen
Übung. Man sollte jedoch versuchen, die Stellung zu verbessern
und den Rücken noch weiter als
zuvor zur Seite zu biegen.

je 2 x	je 5 x	je 10 x

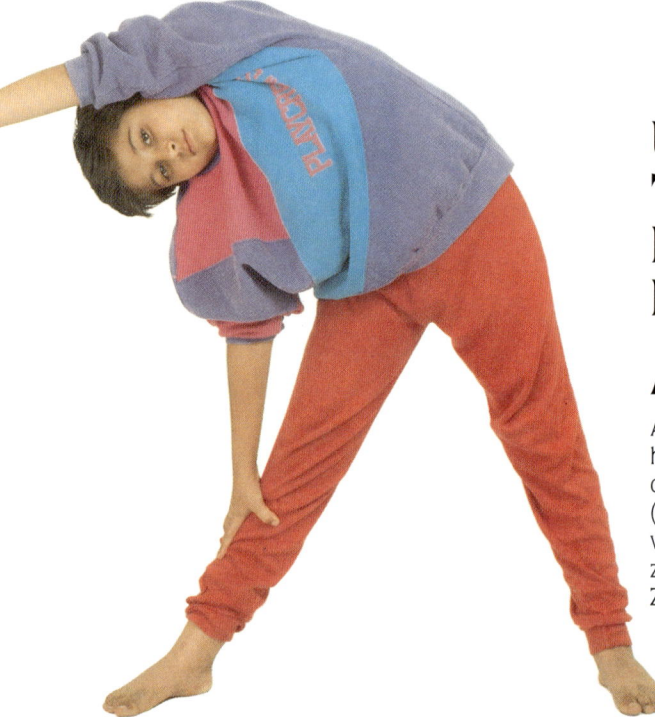

Übung 5:
Trikonasana –
Hand-Fuß-
Haltung

Ausführung

Aufrecht hinstellen, die Füße stehen nebeneinander, die Knie sind
durchgestreckt. Ausatmen
(3 Sek.) und den Körper nach
vorne beugen, bis die Fingerspitzen oder Handflächen vor den
Zehen den Boden berühren. Den

Kopf hochheben und nach vorne blicken. In dieser Haltung ohne einzuatmen für 6 Sekunden verbleiben. Ausatmen (3 Sek.) und langsam wieder aufrichten.

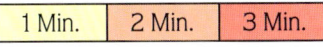

2 x	5 x	10 x

Variante

Ausatmen und in die Stellung gehen, dann normal atmen.

1 Min.	2 Min.	3 Min.

Wirkung

Streckt Körperglieder und Wirbelsäule auf vorzügliche Art und Weise, wobei die Kopf-nach-unten-Stellung die Blutzirkulation im Gehirn steigert.

Übung 6: Birwadrasana – Tapferkeitsstellung

Ausführung

Vorgrätschstellung, die Füße sind etwa 60 cm voneinander entfernt. Einatmen (4 Sek.), die Arme mit den Handflächen zusammengepreßt über den Kopf halten und den ganzen Oberkörper so weit wie möglich nach hinten biegen. Atem anhalten (8 Sek.) und in dieser Haltung bleiben. Ausatmen (4 Sek.) und in die Ausgangsposition zurückkehren.

2 x	6 x	10 x

Wirkung

Beseitigt Fettgewebe am ganzen Körper.
Hilft bei Verstopfung.

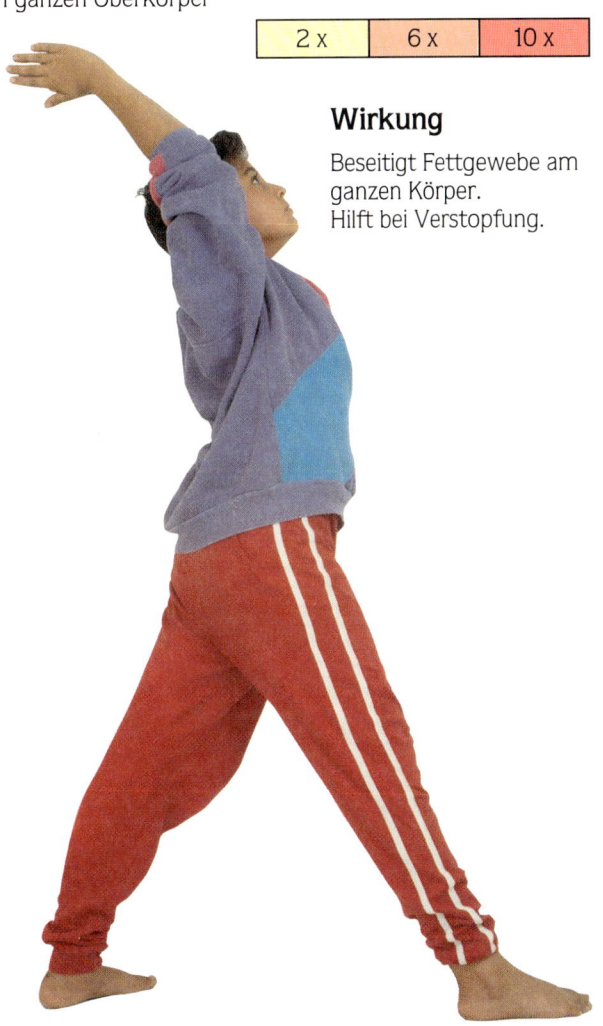

Für Eilige

Übung 7: Konasana 3 – Dreieck 3

Ausführung

Aufrecht mit gespreizten Beinen aufstellen, die Arme locker seitlich am Körper halten. Tief einatmen (4 Sek.), beide Arme heben und nach hinten strecken, damit der Brustkasten maximal expandieren kann. Ausatmen (4 Sek.), nach vorne beugen, um mit der rechten Hand den linken Fuß zu berühren, dabei den Kopf so weit wie möglich nach links drehen und die linke hochgehaltene Hand beobachten. 8 Sekunden in dieser Haltung bleiben. Einatmen (4 Sek.) und in die mit nach hinten gestreckten Händen aufrechte Haltung zurückkehren. Gegenseitig üben.

je 2 x	je 5 x	je 10 x

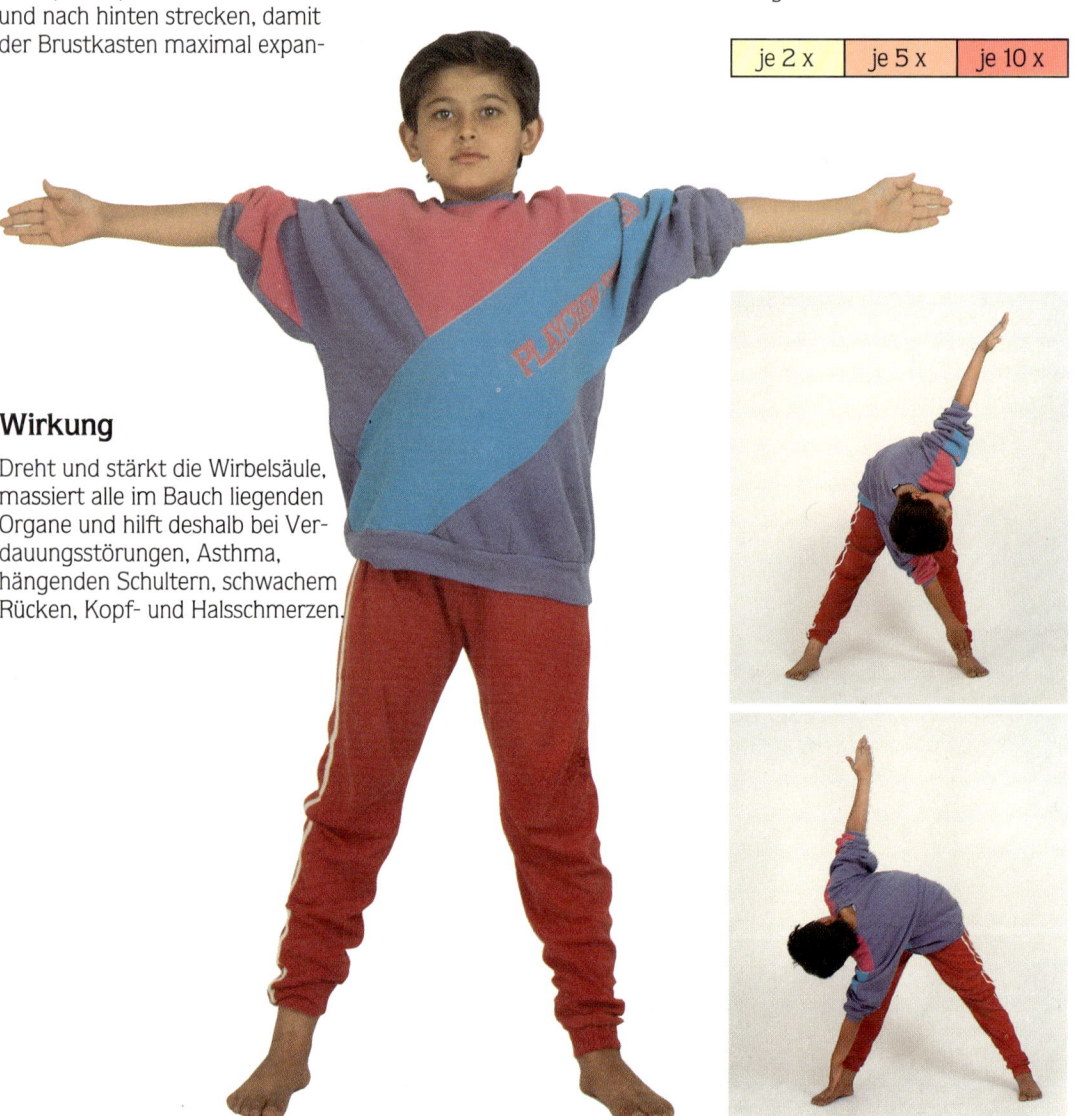

Wirkung

Dreht und stärkt die Wirbelsäule, massiert alle im Bauch liegenden Organe und hilft deshalb bei Verdauungsstörungen, Asthma, hängenden Schultern, schwachem Rücken, Kopf- und Halsschmerzen.

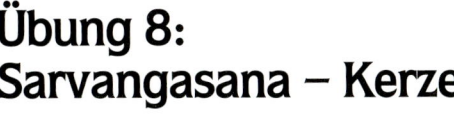

Übung 8:
Sarvangasana – Kerze

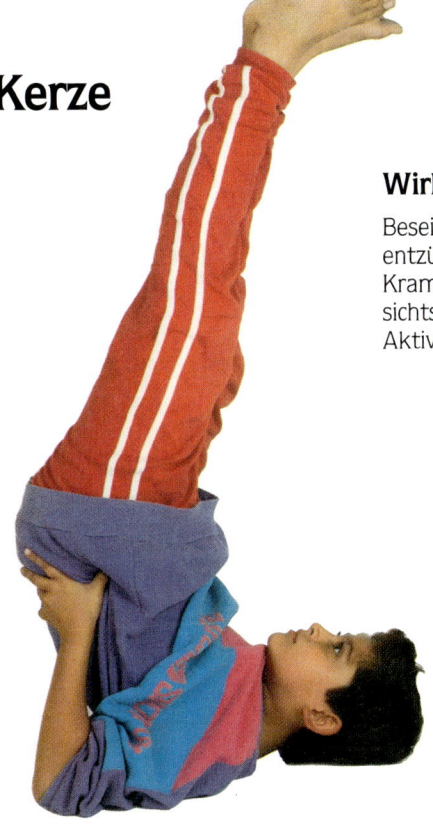

Ausführung

Locker auf den Rücken legen, die
Knie sind angezogen, die Fußsohlen auf dem Boden. Beine und
Becken hoch über den Kopf heben. Arme und Hände stützen
dabei das Becken, und nur die
Schultern bleiben auf dem Boden. Stellung halten und normal
atmen. Langsam aus der Haltung
kommen und doppelt so lange
ausgestreckt liegen bleiben.

1 Min.	2 Min.	3 Min.

Wirkung

Beseitigt Kopfschmerzen, Halsentzündungen, Erkältungen und
Krampfadern. Macht die Gesichtshaut glatt und strahlend.
Aktiviert die Gehirntätigkeit.

Übung 9:
Dradhasana –
Rechtsruhen

Ausführung

Auf der rechten Körperseite flach
auf den Boden legen. Die Beine
sind vollkommen ausgestreckt,
der linke Fuß ruht auf dem rechten. Auf den angewinkelten
Ellbogen kommt der Kopf zu
ruhen. Augen schließen, vollkommen entspannen und die
Atmung beobachten.

2 Min.	3 Min.	10 Min.

Wirkung

Fördert die Leerung des Magens,
da die peristaltischen Bewegungen nicht behindert werden. Entspannt und kräftigt das Nervensystem.

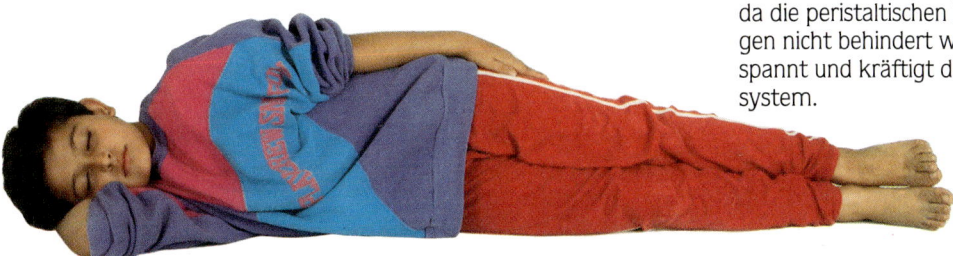

Yoga und Ayurveda

Yoga und Ayurveda sind wesensgleiche Wissenschaften des Altertums. Beide entstanden unter ähnlichen Umständen ungefähr zur selben Zeit und haben eine vergleichbare Zielsetzung. In den Yoga-Schriften finden wir Hinweise auf Anwendung von Heilmitteln; gleichfalls werden in den Ayurveda-Texten Yoga-Übungen empfohlen.

Da wir in diesem Buch den gesundheitlichen Aspekt von Yoga behandeln, liegt es nahe, Ayurveda miteinzubeziehen. Das Verständnis der ayurvedischen Tridosha-Theorie wird Ihnen bei der Auswahl des für Sie am besten geeigneten Übungsprogramms, Ihrer Diät und vielem mehr große Dienste leisten. Dies ist im übrigen das einzige Yoga-Buch, das die gesundheitlichen Aspekte von Ayurveda ins Yoga-Praktikum integriert und daher maximalen Nutzen für den Übenden garantiert.

Ayurveda bedeutet soviel wie »die Wissenschaft vom Leben«. Die fünf Urelemente Erde, Wasser, Feuer, Luft und Äther manifestieren sich im menschlichen Organismus als die drei Körpersäfte (Tridoshas) VATA, PITTA und KAPHA. Vereinfachend sei gesagt, daß das ganze körperliche Volumen in einem lebenden Organismus das Wasser-Erde-Prinzip KAPHA darstellt. Die gesamten chemischen, metabolischen und hormonellen Prozesse unterstehen dem Feuer-Wasser-Prinzip PITTA. Schließlich können alle Arten von Bewegung in unserem Organismus sowie die psy-

Die individuelle Dosha-Konstitution

VATA		PITTA		KAPHA	
untergewichtig		variables Körpergewicht		übergewichtig	
feingliedrig, hochgewachsen		mittlerer Körperbau		großgliedrig	
trockene, kühle, blasse bis bräunliche Haut		leicht ölige, warme, weiche gelbliche oder rosa Haut		ölige, kühle, blasse, weiße Haut	
geringer, veränderlicher Appetit		starker bis übermäßiger Appetit		regelmäßiger, nicht übermäßiger Appetit	
veränderlicher Durst		übermäßiger Durst		wenig Durst	
körperlich sehr aktiv		durchschnittliche körperliche Aktivität		lethargisch bis phlegmatisch	
unsicher, ängstlich, furchtsam, unruhig		aggressiv, reizbar, selbstsicher		selbstzufrieden, in sich ruhend	
neugierig, ruhelos		intelligent, scharfer Intellekt		ruhig, langsam	
unentschlossen		entschlossen		stetig	
kurzer, unterbrochener Schlaf		kurzer, aber tiefer Schlaf		schwerer, übermäßiger Schlaf	
schneller, ununterbrochener Redefluß		scharfe, klare Sprache, guter Redner		langsame, melodiöse Sprache	
anfällig für nervöse Störungen, Schmerzen		anfällig für Infektionen, Entzündungen		Schleimbildung, übermäßige Flüssigkeitsbildung	

chischen und mentalen Vorgänge dem Äther-Luft-Prinzip VATA zugeteilt werden.

Ayurveda setzt ein grundlegendes Verständnis dieser drei Doshas voraus, da diese alle biologischen, physischen und physiopathologischen Funktionen des Körpers regeln. Solange das natürliche Gleichgewicht der Doshas nicht gestört ist, erfreuen wir uns bester Gesundheit. Wenn aber ein Dosha überhandnimmt oder geschwächt wird, so stellen sich auch sofort spezifische Beschwerden ein.

Entsprechend der Vorherrschaft eines dieser drei Körpersäfte kann jeder Mensch von Geburt aus einem bestimmten Dosha-Typus zugeordnet werden. Dieser kann sich aber auch im Laufe unseres Lebens verändern. Sie können diesen bestimmen, indem Sie in der Tabelle auf Seite 82 die für Sie typischen Merkmale markieren und dann nachprüfen, unter welcher Kolonne Sie die meisten Kreuze eingesetzt haben. Sie können natürlich eine ganz ausgeglichene Natur haben (überall gleich viele Punkte) oder eine Kombination zweier Dosha-Typen darstellen (punktegleich bei zwei Doshas).

Wenn Sie beispielsweise ein ausgesprochener Pitta-Typ sind, dann sollten Sie auf scharf gewürzte Speisen verzichten, um die Pitta-Qualität nicht noch weiter zu erhöhen. Dafür dürfen Sie Ihrem Hang nach Süßem nachgeben.

Ein Vata-Typ sollte dagegen gut gewürzte (vor allem Ingwer, Chilli und Pfeffer), warme Speisen zu sich nehmen.

Der Kapha-Typ muß fette und süße Speisen vermeiden.

VATA-TYP		PITTA-TYP		KAPHA-TYP	
☐ Halasana	S. 22	☐ Makarasana	S. 25	☐ Pashimott- asana	S. 65
☐ Supta Vajrasana	S. 53	☐ Singhasana	S. 49	☐ Halasana	S. 22
☐ Pavanmukta	S. 26, 55	☐ Gomukhasana	S. 63	☐ Utthita Padmasana	S. 62
☐ Savasana	S. 28	☐ Karnapith- asana	S. 66	☐ Dhanurasana	S. 24
☐ Yogamudra	S. 21	☐ Bhujangasana	S. 23	☐ Konasana 1–3	S. 18, 34, 40
☐ Viprita-Karani	S. 27	☐ Dhanurasana	S. 24		
☐ Talasana	S. 18	☐ Shalabhasana	S. 68	☐ Talasana	S. 18
☐ Padmasana	S. 60	☐ Padmasana	S. 60	☐ Ushtrasana	S. 67
☐ Vajrasana	S. 37	☐ Sukhasana	S. 32	☐ Bhujangasana	S. 23
☐ Dhanurasana	S. 24	☐ Mayurasana	S. 69	☐ Utkatasana	S. 36
☐ Bhujangasana	S. 23	☐ Nispanda Bhava	S. 42	☐ Vakrasana	S. 26
		☐ Savasana	S. 28	☐ Shashang- asana	S. 50

Da Sie nun wissen, welcher Körpersaft bei Ihnen von Natur aus überwiegt, können Sie das nötige Gleichgewicht herstellen, indem Sie bestimmten Yoga-Übungen den Vorzug geben. Die obenstehende Übersicht zeigt die auf die einzelnen Dosha-Konstitutionen abgestimmten Übungen.

Das Verständnis der Tridosha-Theorie ist einmalig in der Medizingeschichte, denn diese legt den Schlüssel für Ihre Gesundheit in Ihre Hand. Und nicht zuletzt verleiht Ihnen Yoga die nötige Willenskraft, um Ihr Gesundheits-, Schönheits- und Verjüngungsprogramm erfolgreich durchzusetzen.

Natürlich beinhalten diese Darstellungen nur einen kleinen Teil des umfassenden Wissens von Ayurveda, auf das in diesem Band aus Platzgründen nicht näher eingegangen werden kann. Die vorhandenen Angaben genügen aber vollends für den Nicht-Mediziner.

Ihrer Schönheit zuliebe

In diesem Kapitel möchte ich aufzeigen, daß mit Hilfe von Yoga die Entwicklung oder positive Veränderung des Menschen von innen nach außen geschieht. Die Wurzel der Schönheit liegt nicht im äußeren Erscheinungsbild; deshalb hat der normale Alterungsprozeß, dem alle Lebewesen unterworfen sind, auch wenig Einfluß darauf. Regelmäßig praktiziert, hat Yoga erwiesenermaßen eine verjüngende Wirkung, die im einzelnen auf den nachfolgenden Seiten beschrieben wird, zum anderen entwickelt Yoga Ihr inneres Selbst. Die Schönheit dieses Selbst ist der Ursprung aller Anziehungskraft.

Falten entstehen vor allem aus Sorgen, Streß, Nervosität und dergleichen mehr; unreine Haut wegen falscher Ernährung, Malfunktion der Verdauungsorgane, psychischer Probleme etc.; müde und fahle Haut durch die Abnahme der Mikrozirkulation und die konstante Ansammlung toxischer Flüssigkeiten in den Zellen. Der sichere Weg zur erfolgreichen Entwicklung Ihrer Schönheit ist daher, regelmäßig Yoga zu praktizieren, die Atmung zu kontrollieren und sich richtig zu ernähren. Eine bedeutende Rolle kommt außerdem der Sexualität zu; Yoga ist hier der Schlüssel zu Harmonie und innerer Schönheit. Sie haben bereits erfahren, daß

Yoga und Ayurveda wesensgleich sind. Wie Sie die Ayurveda-Vorschriften in Ihr tägliches Leben übernehmen, lesen Sie im folgenden Kapitel.

Yoga-Übungen

Wenn Sie mit Ihren Fingern fest auf Ihre Handflächen drücken, erscheinen diese Stellen weiß, weil hier das Blut verdrängt wird. Gleich darauf rötet sich jedoch die gleiche Stelle stark, was eine erhöhte Blutzirkulation anzeigt. Genauso wirken die Yoga-Übungen. Die inneren Organe, Fett und Hautgewebe werden durch die Asanas zusammengepreßt. Harnstoffe und toxische Ablagerungen werden wie aus einem vollgesogenen Schwamm herausgepreßt, und durch die anschließende intensivierte Durchblutung werden frische Nährstoffe in die Zellen geführt. Der erhöhte Rückfluß venösen Blutes stimuliert seinerseits wiederum die Herzaktivität. Auf diese Art und Weise erhöht sich die normale sowie die Mikrozirkulation. Zudem massieren die Asanas Magen, Dünn- sowie Dickdarm und fördern eine vollständige Verdauung.

Yoga-Atmung

Pranayama trainiert die Atemmuskulatur, erhöht die Aufnahmekapazität der Lungen, reinigt die Atemwege und sichert somit eine optimale Sauerstoffzufuhr für Muskeln und Gewebe. Zwischen Pranayama und dem Geist besteht eine direkte Verbindung. Diese psychosomatische Wirkungsweise können Sie leicht selbst testen: Versuchen Sie ein-

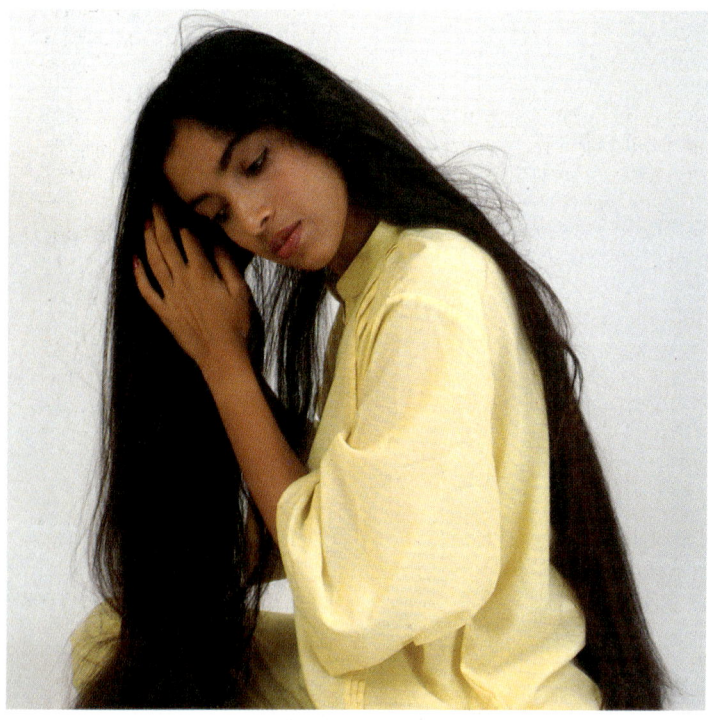

mal, das schwächste Geräusch im Raum zu hören. Automatisch werden Sie dazu den Atem anhalten. Bei Nervosität, Angst oder Zorn erhöht sich sofort auch ihre Atmungsgeschwindigkeit. Wenn die Gemütsstimmung unsere Atmung beeinflußt, muß sie sich umgekehrt auch durch die Atmung kontrollieren lassen. Pranayama ist das beste Instrument, um die Geistesaktivität beherrschen zu lernen.

Die Yoga-Atmung kann deshalb die Kontrollfunktion über Ihr persönliches Gesundheits- und Schönheitsprogramm übernehmen. Gleichzeitig sorgt sie dafür, daß, wenn Sie eine bestimmte Ernährungsweise verfolgen, Sie diese auch einhalten können.

Yoga-Diät

Die Zeiten, da Vegetarier als bemitleidenswerte, asketische Körnchenesser belächelt wurden, sind endgültig vorbei. Heute, wo selbst das bundesdeutsche Gesundheitsministerium nach jahrelangen wissenschaftlichen Recherchen festellen muß, daß Milliardenbeträge im Gesundheitswesen eingespart werden könnten, wenn alle Bundesbürger auf eine mehrheitlich vegetarische Kost umstellen würden, sind die doppelt so krankheitsanfälligen, ungesund lebenden Fleischesser in der Defensive.

Selbstverständlich üben die unnatürlichen, mit Toxinen jeglicher Art angereicherten Fleischprodukte einen ungünstigen Einfluß auf den menschlichen Organismus und die Haut aus. Darüber sollte Sie kein noch so gut präsentierter Proteinzauber hinwegtäuschen.

Das *New England Journal of Medicine* veröffentlichte im Dezember 1990 einen Bericht, in dem Wissenschaftler auf Grund einer Untersuchungsreihe an 88751 Frauen im Alter zwischen 34 und 59 Jahren feststellten, daß diejenigen Frauen, welche täglich Fleisch konsumierten, zweieinhalbmal mehr Fälle von Darmkrebs aufweisen als jene mit wenig oder keinem Fleischkonsum, wobei diese Studie von Dr. Willett die aufgenommene Menge von Kalorien nicht berücksichtigte. Hinzu kommt noch die moralische und religiöse Verantwortung, der wir uns so lange entzogen haben, betäubt von Konsumgewohnheiten und blind vor dem haarsträubenden Horror der Schlachthäuser.

Sonne, Luft, Boden und Wasser produzieren auf solch wunderbare Weise die Früchte der Erde: Gemüse, Früchte, Leguminose, Nüsse und Samen. Diese Güter stehen an erster Stelle. Kombiniert mit Milchprodukten gewährleisten diese Nahrungsmittel eine optimale Diät, die Gesundheit, Schönheit und ein langes Leben garantiert.

Wichtig ist auch die richtige Quantität der Nahrung. Diese Quantität hängt nach Ayurveda von der Verdauungs- und Absorptionsfähigkeit eines jeden Individuums ab. Die genaue Definition ist wie folgt:

Diejenige Nahrungsmenge, welche, ohne das Gleichgewicht der DHATUS und DOSHAS zu stören, zeitgerecht verdaut und absorbiert werden kann, wird als die richtige betrachtet (Charakya Samhita).

Diese akademische Darlegung hört sich wohl für den Laien et-

was kompliziert an, doch kann sich jedermann durch genaue Beobachtung seiner körperlichen Funktionen schnell ein Bild über seine individuelle Aufnahmekapazität machen, wobei auf Gemütsverfassung und erhöhte oder reduzierte körperliche Aktivität Rücksicht genommen werden muß.

Yoga und der Liebesakt

Sexualität ohne tiefe Liebe ist eine tragische Entwicklung der modernen, sogenannten freien Gesellschaft und wird heute wie eine Gewohnheitsdroge konsumiert.

Yoga verleiht nicht nur ungeahnte sexuelle Energien, sondern gibt uns gleichzeitig die Kontrolle über den Sexualtrieb, der uns zu Herren und nicht zu Sklaven unserer Sinne macht. Die Philosophie von Yoga ist, intensivste Freude mit möglichst wenig Sex zu erfahren. Die Kunst, alle Sinne der Liebenden zu fesseln, wird aufs schönste in der Kamasutra beschrieben, wo auch die Kama-Asanas (Liebesstellungen) aufgeführt sind, die aus den Yoga-Übungen entstanden.

Mit der Kontrolle der Atmung (Pranayama) verfügt man auch automatisch über die Gabe, den eigenen Organismus zu beherrschen. Eine tiefe Befriedigung beider Liebespartner wird den Alltag harmonisch gestalten. Eifersucht, die meist auf sexueller Schwäche beruht, hat schon manchem Menschen sein ganzes Leben vergiftet.

Yoga legt also auch hier den Schlüssel für Ihr Glück in Ihre Hände.

Ayurveda-Ratgeber für jeden Tag

Hier finden Sie einige wichtige Ratschläge für die persönliche Hygiene und natürliche Schönheit, die auch heute noch, 3500 Jahre nach Niederschrift der Charakya Samhita, gültig sind.

Aufstehen

Am besten wacht man vor Sonnenaufgang auf. Dies tonisiert die Augenmuskulatur, da es die Pupillen vor einer plötzlichen Kontraktion schützt, die unwillkürlich bei greller Lichteinwirkung stattfindet. Das bedeutet auch, daß man nicht gleich beim Aufwachen das Licht anschalten sollte. Falls Sie spät arbeiten oder aus anderen Gründen spät aufstehen müssen, empfiehlt es sich, die Vorhänge gut zuzuziehen, so daß kein direktes Tageslicht ins Gesicht scheint.

Dann kann man entsprechend seines Glaubens ein Gebet sprechen; außerdem sollte man, bevor man das Bett verläßt, sich seinen Tagesablauf durch den Kopf gehen lassen.

Das Frühaufstehen läßt genügend Zeit für Yoga, Meditation und andere Aktivitäten.

Auf diese Art und Weise beginnen Sie Ihren Tag mit einem kühlen und entspannten Gemüt, anstatt mit Anspannung und Eile. Diese Änderung in Ihrer täglichen Routine kann schon allen Unterschied in Ihrem Berufsleben, im Umgang mit Ihren Mitmenschen und Ihrem persönlichen Wohlbefinden ausmachen. Mit diesem geänderten Rhythmus wird Ihr Leben eine neue Qualität erhalten.

Waschen

Waschen Sie Ihr Gesicht mit kaltem bis lauwarmem Wasser, sobald Sie aufgestanden sind. Beseitigen Sie die Ablagerungen, die sich während der Nacht in Augen, Nase und Mund angesammelt haben.

Dann füllen Sie den Mund mit Wasser, halten ihn geschlossen, öffnen Ihre Augen weit und besprinkeln sie mit kaltem Wasser. Dies ist ein einfaches und wirksames Mittel, um die Sicht zu stärken und zu erhalten. Reiben Sie anschließend behutsam Ihre Augenlider, so daß auch die Augäpfel eine leichte Massage erhalten.

Wasser trinken

Trinken Sie täglich ein Glas Wasser. Am besten eignet sich dazu ein Kupfergefäß, in das Sie abends vor dem Schlafengehen Trinkwasser füllen. Über Nacht ionisiert sich dieses Wasser und verstärkt den therapeutischen Aspekt dieses Wassertrinkens um ein Vielfaches. Der Druck des Wassers stimuliert die Ausscheidungsbewegungen der Eingeweide und tonisiert die Körperorgane. Tee oder Kaffee regt die Eingeweide so sehr an, daß der stimulierende Effekt nach kurzer Zeit verlorengeht und zu Verstopfung führt. Zudem übt Coffein ungewollte Nebenwirkungen auf die Magen- und Darmdrüsen aus.

Stuhlgang

Falls Sie keinen Drang verspüren, Ihren Darm zu entleeren, gibt es hierfür vor allem zwei Gründe: Ihre Ernährung ist falsch oder Sie hatten ungenügend Schlaf. Die Gewohnheit des Wassertrinkens kann Ihnen sicher helfen, diese Schwierigkeiten zu überwinden. Menschen, die viel Kopfarbeit leisten, ein hitziges Temperament haben, sensibel oder jähzornig sind, haben eine starke Neigung zu Blähungen. Diese können auch entstehen nach Konsum von gewissen Leguminosen, in Öl gebratenen Speisen oder bei zu geringer Einnahme von frischen Früchten und Blattgemüse. Diese Blähungen behindern eine vollständige Darmentleerung. Die Folge ist ein drei- bis viermaliger Gang zur Toilette. Eine unvollständige Entleerung des Darms verursacht häufig Appetitlosigkeit, Verdauungsstörungen, Kopfschmerzen, Müdigkeit und unreine Haut.

Richtige Diät und Pünktlichkeit beim morgendlichen Stuhlgang gewährleisten eine gesunde, vollständige Darmentleerung. Die Ayurveda-Literatur betrachtet zweimaligen Stuhlgang und sechsmaliges Urinieren pro Tag als Zeichen einer ausgezeichneten Gesundheit.

Mundhygiene

Ideale Zahnpasten oder Zahnpulver sollten bitter und salzig im Geschmack und astringierend (zusammenziehend) sein. Dies gewährleistet eine optimale Durchblutung des Zahnfleisches und eine natürliche antibakterielle Wirkung. Der Schleim, der sich über Nacht an der Zungenwurzel

ansammelt, muß mit dem Zungenreiniger (einem Stück Metallstreifen aus Gold, Silber, Kupfer, Stahl oder Messing ohne scharfe Kanten) entfernt werden.
Gurgeln mit Salzwasser unterstützt die Mundhygiene und hilft bei Entzündungen.
Eine gute Stimme, starke Kiefermuskulatur und die Verbesserung des Geschmackssinns verleiht ein Gurgeln mit Sesamöl, welches auch aufgesprungene Lippen, Halsentzündungen, Zahnschmerzen oder schlechten Atem beseitigt.

Nasenspülung

Die Reinigung des Nasenraums bildet einen wichtigen Bestandteil des Satkriyas und des Panchakarma der Entschlackungsmethoden von Yoga und Ayurveda. Beim Dhauti wird eine milde Salzwasserlösung in die linke Handfläche gegossen. Das rechte Nasenloch wird mit dem rechten Zeigefinger geschlossen und die Lösung durch das linke Nasenloch gleichmäßig eingesaugt. Die Flüssigkeit kann durch den Mund ausgespuckt werden. Der gleiche Vorgang wird anschließend durch das rechte Nasenloch ausgeführt. Dies kann pro Nasenloch ein- bis zweimal wiederholt werden; darauf kann die Nase geschneuzt werden.
Beim Nasya der Ayurveda werden verschiedene Flüssigkeiten, wie Öle (Sesam) oder Kräuteraufgüsse und Pulver verwendet.
Der therapeutische Nutzen der Nasenspülung ist enorm. Augen, Ohren, Nase und Hals profitieren am meisten. Doch auch die Kopf- und Gesichtshaut sowie der Haarwuchs werden gefördert.

SATKRIYAS:
Die 6 Reinigungsverfahren des Yoga-Systems *

JALNETI	Reinigung des Nasen-Rachen-Raums mit einer leichten Salzwasserlösung oder einem Stück Gaze.
DHAUTI	Reinigung des Magens durch Schlucken eines feuchten Gazestreifens, der anschließend wieder aus dem Magen gezogen wird.
BASTI	Spülung des Dickdarms. Dazu führt man ein Stück Gummischlauch in den Anus und setzt sich in ein Wasserbad. Das Wasser dringt nun in den Dickdarm. Erhebt man sich aus dem Wasserbad, läuft es ab.
TRATAKA	Reinigung der Augen durch Fokussier- und Bewegungsübungen.
KAPALABHATI	Reinigung der Bronchien, Lungen und Luftröhre durch intensive Atmung.
NAULI	Reinigung der inneren Organe durch Kompression mit Hilfe starker Muskelbewegungen.

* Diese Übungen wurden speziell für die Yogis entwickelt, die alleine in den Wäldern und im Himalaya lebten. Sie sollten nur unter Aufsicht eines qualifizierten Yoga-Lehrers praktiziert werden.

PANCHAKARMA:
Die 5 Entschlackungsmethoden der Ayurveda **

VAMAN	Therapeutisches Erbrechen zur Reinigung des Magens, Befreiung von Schleim aus Bronchien und Lungen mit Kräuterinfusionen.
VIRECHAN	Reinigung des Magen-Darm-Trakts durch Ausscheidung mit natürlichen Abführmitteln.
BASTI	Reinigung des Dickdarms durch Darm-Einlauf mit Kräuteraufgüssen oder medizinischen Ölen.
NASYA	Reinigung des Nasen-Rachen-Raums mit Pulvern, Ölen und Aufgüssen.
RAKTA MOKSHA	Reinigung des Blutes durch Einnahme von blutreinigenden Aufgüssen oder Aderlaß.

** Panchakarma sollte nur von einem Ayurveda-Heilpraktiker oder Arzt ausgeführt werden.

Das Ölbad

Die regelmäßige Anwendung von natürlichen Ölen birgt ein enormes Potential an Gesundheit und Schönheit in sich, das schon die alten Ägypter, Griechen und Römer sehr wohl erkannten. In unseren Breitengraden wurde die Badekultur erst jüngst von Marketingleuten der sanitären Branche entdeckt. In der Ayurveda werden alle Arten von Ölbehandlungen »Snehkarma« genannt und in jedem Fall als präoperative Maßnahme vor einer Panchakarma-Behandlung und danach zur Stärkung des Patienten eingesetzt. Ölbehandlungen helfen bei allen Vata-Krankheiten (Rheuma, nervösen Störungen, Lähmungen etc.).

Das beste Sesamöl wird aus schwarzem Sesamsamen (Gingely) gewonnen und hat eine gelblichbräunliche Färbung; das Kokosöl ist transparent; Senföl besitzt eine grelle gelbliche Färbung; Olivenöl hat einen dunkelgrünen Ton; Mandel- und Aprikosenkernöl sind transparent. Vorzuziehen sind natürlich gepreßte Öle.

Ein gesunder Mensch sollte zweimal pro Woche ein Ölbad nehmen. Dazu eignet sich aus astrologischen Gründen der Dienstag und Freitag für Frauen sowie der Mittwoch und Samstag für Männer. Ein Ölbad nehmen heißt nicht, daß Sie sich in eine Badewanne voller Öl legen; vielmehr massieren Sie das Öl auf Haare und Körper und nehmen erst anschließend ein heißes Bad oder eine Dusche.

Zur Ausführung

Legen Sie die Flasche mit dem Öl für einige Minuten in heißes Wasser. Setzen Sie sich auf eine Schilfmatte oder ein Badetuch. Gießen Sie etwas Öl in die Handflächen, reiben Sie es am höchsten Punkt Ihres Kopfes auf Scheitel und Haarwirbel ein und massieren Sie dann den ganzen Haarboden kräftig. Benetzen Sie anschließend alle Haare gleichmäßig mit Öl.
Danach tauchen Sie beide kleine Finger in das Öl und reiben damit vorsichtig die Innenseiten der Ohren- und Nasenöffnungen ein. Massieren Sie nun mit genügend Öl den ganzen Körper. Füllen Sie

auch den Nabel mit Öl und massieren es mit kreisenden Bewegungen der Handflächen ein. Vergessen Sie nicht die Zehen, Fußsohlen, Anusgegend und Genitalien.
Entspannen Sie sich mindestens 10 Minuten im Sitzen (Schneidersitz). Massieren Sie nochmals alle Körperpartien, ohne neues Öl nachzugeben. Beobachten Sie, wie schnell das Öl von der Haut absorbiert wird, was Ihnen Aufschluß über Charakter und Gesundheit Ihrer Haut gibt.
Entspannen Sie sich nochmals für ein paar Minuten und gehen Sie anschließend unter die warme Dusche. Waschen Sie Ihre Haare mit Schikakaipulver (indische Seifennuß, welche alles Öl auf natürliche Weise entfernt und dabei das Haar stärkt) oder mit einem milden Shampoo. Den Körper waschen Sie am besten ohne Seife.

Zur Wirkung

Sie brauchen nicht lange auf die ersten Auswirkungen des Ölbades zu warten; schon nach einer halben Stunde werden Sie sich wohl und entspannt fühlen. Das Öl dringt durch die Haut bis in die Gelenke und Knochen, macht diese geschmeidig und widerstandsfähig. Die Haut glättet und strafft sich. Der Haarwuchs wird stimuliert und der Haarausfall minimalisiert. Der Tastsinn und das neurologische System werden gestärkt. Das Ölbad ist das beste Verjüngungs- und Schönheitsmittel, eignet sich aber auch für Babys und Kinder, denen es beim Wachstum hilft, und für werdende Mütter, deren Haut es flexibel und schön hält.

Folgende Öle eignen sich für ein Ölbad:

Haare	Körper	Wirkung	Dosha-Typ
Sesam	Sesam	wärmend	Vata/Kapha
Kokosnuß	Kokosnuß	kühlend	Pitta
	Oliven	neutral	Vata/Pitta
	Mandel	neutral	Vata/Pitta
	Senfsamen	stark wärmend	Vata
Aprikosenkern	Aprikosenkern	neutral	Vata/Pitta
medizinische Öle	medizinische Öle	krankheitsspezifisch	Vata/Pitta/Kapha

Gönnen Sie sich ausreichend Zeit für das Ölbad, denn schon der Weise Charaka Muni sagte: »Wenn der Körper erkrankt oder stirbt, werden alle Lebensziele zerstört. Deshalb muß der Körper um jeden Preis gesund erhalten werden.«

Baden mit kaltem oder warmem Wasser

Baden stimuliert die Libido, beseitigt Schmutz und Schweiß sowie Müdigkeit und gewährleistet Gesundheit durch Hygiene. Deshalb sollte man mindestens einmal pro Tag ein Bad nehmen; verwenden Sie eine milde Seife oder verzichten Sie auf Seife. Solange die Haut noch feucht ist, gibt man anschließend ein paar Tropfen Olivenöl in die Hände und massiert dieses am ganzen Körper ein. Darauf duscht man noch einmal kurz und trocknet sich ab. In der kalten Jahreszeit schützt diese Maßnahme vor der feuchten, alles durchdringenden Kälte.

Schönheitsmasken

Einige der über Jahrtausende erfolgreich erprobten Schönheitsmittel sind in jedem Haushalt vorhanden und kosten gar nicht viel. Sie können sich damit Ihre eigenen, sehr wirksamen Schönheitsmasken zusammenstellen:

Nehmen Sie sich Ihrer Gesundheit und Schönheit zuliebe Zeit für das regelmäßige Ölbad.

Für normale Haut

Haut der frischen Milch (frische Sahne)
oder
2 Teelöffel Yoghurt aus Vollmilch
2 Teelöffel Soja- oder Kichererbsenmehl
1 Teelöffel Honig

Für Haut mit Akne oder Pickeln

1/2 Teelöffel Kurkumapulver (Vorsicht: färbt bei langer Einwirkung gelb)

1 Teelöffel Lehmpulver
2 Teelöffel Kichererbsenmehl
  mit Wasser oder Rosenwasser
  anrühren
oder
1 Teelöffel Sandelholzpulver
1 Teelöffel gemahlene Rosenblätter
2 Teelöffel Kokosnußöl

Tragen Sie diese Pasten auf Gesicht und Körper auf und waschen Sie sie nach 5 bis 15 Minuten Einwirkzeit mit kaltem Wasser ab.

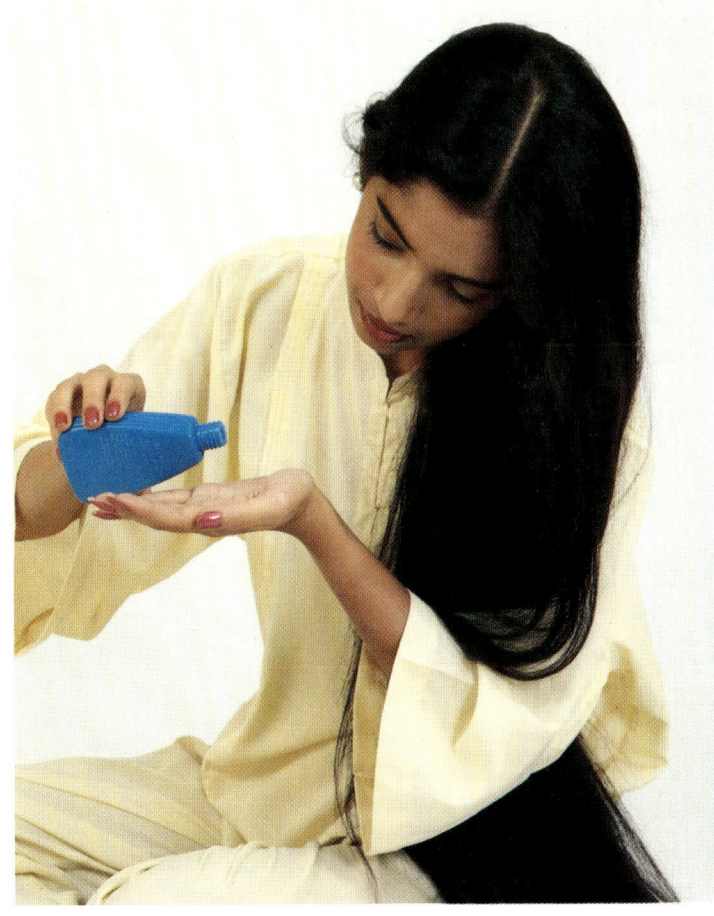

Kleidung

Nichts liegt einem näher als das eigene Hemd. Lassen Sie sich nicht durch irgendwelche Moden oder Konsumgewohnheiten auf etwas ein, von dem Sie fühlen, daß es nicht gut für Ihr eigenes Wohlbefinden ist. Bestimmen *Sie*, was Sie tragen! Einengende, schwer zu reinigende und synthetische Kleidung schaden Ihrer Gesundheit.

Ayurveda belehrt uns folgendermaßen: Saubere, hübsche Kleidung erhöht den körperlichen Charme, den guten Ruf, die Lebensdauer und verhindert Unglück. Sie bringt Freude, Grazie, Ansehen und ein gutes Aussehen.

Parfum

Parfums und Blumengirlanden riechen nicht nur gut, sondern stimulieren Libido, kräftigen den Körper und erfreuen den Geist, wobei hier die Rede von natürlichen und nicht synthetischen Aromastoffen ist.

Schmuck

Auch das Tragen von Schmuck dient nicht ausschließlich der Schönheit. Edelmetalle und Edelsteine haben starke ionische, magnetische und biochemische Ausstrahlungen, welche den Körper und Geist mit stärkenden, positiven Schwingungen versehen, vor ungünstigen astronomischen Einflüssen schützen und Vitalität schenken
Gigantische Teleskope und Teilchenbeschleuniger vermitteln uns faszinierende Einblicke in den Aufbau des Makro- und Mikrokosmos. Die alten Seher und

Weisen erinnern uns jedoch daran, was wir trotz dieser großartigen Errungenschaften vergessen zu haben scheinen: Wir selbst stellen einen winzigen Bestandteil dieses Kosmos dar – quantitativ unendlich klein, jedoch qualitativ gleichartig, ähnlich einem Tropfen Ozeanwasser, der die gleichen Bestandteile enthält wie der Ozean selbst. Deshalb finden alle Vorgänge unseres Organismus im Einklang mit den Strahlen des kosmischen Lichtes statt, welches er über die Abstrahlung der Planeten empfängt, weiter in chemischen Substanzen verarbeitet und die innere Uhr auf diese Strahlung abstimmt.

Daß das Licht der Planeten auch unser Schicksal beeinflussen kann, zeigt ein einfaches Beispiel: Zwei Menschen verrichten die gleiche Tätigkeit, jedoch mit unterschiedlichem Resultat. Man sagt, der Glückliche war zur rechten Zeit am rechten Ort.

Die Kraft der Edelsteine

Edelsteine haben die Eigenschaft, die Kräfte der Planeten – bestehend aus Lichtfrequenzen sowie elektromagnetischer und pranischer Energie – zu absorbieren, zu assimilieren und an ihre Umgebung abzugeben. Gleichzeitig wirken sie als Ionisatoren, die ein Gleichgewicht innerhalb und außerhalb des menschlichen Körpers schaffen können. Sie geben positive Schwingungen ab und absorbieren negative.

Aus diesen Gründen nutzen die Menschen aller Kulturen die Kraft der edlen Steine. Auch heute kann jedermann von der Energie

der Edelsteine profitieren, sei es zur allgemeinen Regeneration, zur Herbeiführung positiver emotioneller Zustände oder um Energieverlust zu kompensieren. Therapeuten wenden sie gern innerhalb ihrer Farb- und Chakra-Therapie sowie bei der Ayurveda-Behandlung an; Astrologen und Lebensberater können damit Hilfesuchende unterstützen.

Haar- und Nagelpflege

Die Pflege und Sauberkeit von Nägeln, Haaren, Bart etc. ist ein wichtiger Beitrag zu Ihrer Gesundheit und Ausstrahlung. Das gilt im gleichen Maß für Frauen und für Männer.

Augenpflege

Entsprechend der Yoga-Lehre verfügt der Mensch über zwei Arten von Augen: das äußere und das innere. Die äußeren Augen betrachten die Welt um uns herum, während das innere Auge in unser Inneres schaut und uns dabei hilft, unsichtbare Kräfte zu verstehen. Es wird auch das dritte Auge genannt. Wenn dieses Auge erweckt wird, entwickelt sich die Intuition.

Neben der morgendlichen Spülung der Augen mit kaltem Wasser sollte man auch alle 5 bis 8 Tage vor dem Schlafengehen je 1 Tropfen Rhizinusöl in jedes Auge gebene. Dieses Öl zieht förmlich den Schmutz aus den Augen und hilft auch bei Irritationen und leichten Entzündungen.

Neben der Reinigung der Augen empfiehlt sich noch eine Yoga-Übung:

Trataka

Dauer der Übung:
Bis zu 1 Minute.
Setzen Sie sich in Sukhasana oder Vajrasana. Halten Sie einen Daumen ca. 30 cm von den Augen entfernt vor das Gesicht, die andere Hand liegt auf dem Knie. Fixieren Sie Ihren Blick auf den Daumennagel. Bewegen Sie den Daumen langsam von Schulter zu Schulter. Folgen Sie mit den Augen, ohne den Kopf zu drehen oder zu blinken. Reiben Sie kurz beide Handflächen gegeneinander und bedecken Sie beide Augen.

Wirkung

Trainiert und kräftigt die Augenmuskulatur. Da die Funktion der optischen Nerven aufs engste mit dem zentralen Nervensystem verbunden ist, erhöht diese Übung die Konzentrationsfähigkeit.

Abendmahlzeiten

Die Abendmahlzeit sollte so früh wie möglich eingenommen werden, damit genügend Zeit zwischen der Einnahme von Nahrung und dem Zubettgehen bleibt, was eine gute Verdauung und einen tiefen Schlaf gewährleistet. Die Mahlzeit sollte zudem aus leicht verdaulichen Speisen bestehen. Yoghurt, obwohl ansonsten ein gesundes Nahrungsmittel, sollte strikt von Ihrer Abendmahlzeit gestrichen werden, da er den Fluß in den verschiedenen Zirkulationskanälen behindert. Dies gilt vor allem für Asthma-, Rheuma- und Bronchitispatienten.

Geschmack, Appetit und Verdauung

Ayurveda lehrt uns, daß der Geschmack der Nahrungsmittel nicht zufällig ist. Verschiedene Geschmäcke haben verschiedene Auswirkungen auf Appetit und Verdauung. Zudem wohnen ihnen therapeutische Effekte inne.
Der Geschmack beeinflußt unser Nervensystem durch die entsprechenden Rezeptoren in unserem Mund. Er weckt Geist wie Sinne, setzt die vitalen Flüssigkeiten in Bewegung, die zur Absorption der Nahrung in unserem Körper lebenswichtig sind, und aktiviert den Appetit über die Gastronerven, welche ihrerseits die Verdauung stimulieren.
Eine starke Verdauung gewährleistet Gesundheit, denn unverdaute Nahrung verwandelt sich in toxische Substanzen, die dann irgendwo im Körper abgelagert werden und dort Krankheiten verursachen. Deshalb können fade, nicht schmackhaft zubereitete Speisen trotz ausreichendem Vitamin-, Mineralien- und Kaloriengehalt vom Körper nur unvollständig aufgenommen werden.
Ayurveda unterscheidet sechs verschiedene Geschmacksrichtungen, die eigentlich in jeder Mahlzeit enthalten sein sollten: süß, sauer, salzig, astringent (zusammenziehend), scharf und bitter. Diese Geschmacksrichtungen werden zum besseren, therapeutischen Verständnis weiter in folgende Gruppen aufgeteilt: erhitzend oder kühlend; trocken oder feucht; schwer oder leicht. Anhand folgender Aufstellung und der Dosha-Liste auf Seite 82 kann jeder seine individuelle Ideal-Ernährung bestimmen.

Die sechs Geschmacksrichtungen und ihr Einfluß auf die Doshas

VATA-erhöhend	PITTA-erhöhend	KAPHA-erhöhend
scharf	scharf	süß
bitter	sauer	sauer
astringent	salzig	salzig
VATA-reduzierend	PITTA-reduzierend	KAPHA-reduzierend
süß	süß	scharf
sauer	bitter	bitter
salzig	astringent	astringent

Bei der Störung eines bestimmten Doshas (s. Übersicht auf Seite 82) sollten Sie bei Ihrer Diät darauf achten, diejenigen Nahrungsmittel zu vermeiden, deren Geschmacksrichtung die Doshas weiter erhöhen; z. B. sollten Kapha-Menschen saure, süße und salzige Speisen vermeiden, während diese für den Vata-Typ positive Auswirkungen haben.

Yoga-Therapie

Oberste Gebote von Yoga sind Disziplin und Sauberkeit von Körper und Geist. Diese Disziplin garantiert erhöhte Widerstandsfähigkeit gegen Krankheit und den Alterungsprozeß. Yoga kennt keine Medikamente, sondern lehrt Körper und Geist das Prinzip der natürlichen Harmonie. Die vollständige Kontrolle aller Körperfunktionen und des Geistes schützt den Yogi vor Krankheiten. Somit hat Yoga vor allem eine stark präventive Wirkung. Yoga kann aber auch, über längere Zeit angewandt, heilende Wirkung haben. Bei chronischen Beschwerden kann Ayurveda mit seinen einfachen, reinigenden und stärkenden Präparaten, unterstützt von Yoga-Therapie, schnelle und bleibende Besserung herbeiführen.

Eine ernsthaft erkrankte Person sollte auf keinen Fall auf eigene Faust, ohne ärztliche Konsultation und persönliche Anweisungen eines qualifizierten Yoga-Lehrers, Yoga praktizieren. Die folgenden Anweisungen sind deshalb für therapeutisch Tätige, Mediziner und Menschen, die sich einer normalen Gesundheit erfreuen, gedacht.

Im folgenden werden lediglich zwölf weitverbreitete Gesundheitsprobleme behandelt und im Licht von Yoga und Ayurveda betrachtet:

☐ Asthma
☐ Depressionen
☐ Diabetes
☐ Erkältungen
☐ Fettleibigkeit
☐ Hämorrhoiden
☐ Hypertonie
☐ Kopfschmerzen
☐ Nervosität
☐ Rheuma
☐ Unreine Haut
☐ Vorzeitige Alterserscheinungen

Asthma

Yoga-Übungen haben generell eine gute Wirkung auf Asthmatiker. Hier die Asanas mit verstärkter Heilwirkung bei dieser Krankheit: Surya Namsakara, Gomukhasana, Yogamudra, Pashimottasana, Bhujangasana, Dhanurasana, Sarvangasana. Pranayama: 1 und 2, Ujjain Pranayama, Ida, Pingala Pranayama.

Einen wichtigen Platz nehmen die Entspannungsübungen und Pranayama ein, da diese das Nervensystem stärken und künftige Asthmaanfälle verhüten helfen. Asthmatiker sollten sich nie überessen und nicht während der Mahlzeiten trinken, sondern erst eine halbe Stunde danach. Zur Verdauung trägt auch Vajrasana (5–10 Min.) bei. Das Menü sollte aus möglichst vielen frischen Früchten bestehen (keine Bananen). Einmal pro Woche sollte ein Fastentag eingeschaltet werden, der nach der Mittagsmahlzeit beginnt. Die Abendmahlzeit wird durch Kräutertee oder Fruchtsaft ersetzt. Auch in der übrigen Fastenzeit sollte der Betroffene mehr Flüssigkeit als normal zu sich nehmen. Zur nachfolgenden Mittagszeit kann dann wieder eine leichte Mahlzeit eingenommen werden.

Therapeutisches Erbrechen (Vaman, s. Panchakarma Seite 87) beseitigt die Spannung und den Schleim aus den Lungen, denn über den Vagusnerv besteht eine Reflex-Aktion zwischen Magen und Lungen. Dazu trinkt man eine abgemessene Salzwasserlösung oder Kräutertee und löst mit einem Finger den Brechreiz aus.

Jalneti (s. Satkriyas Seite 87) hilft, die nasale Passage zu reinigen, damit man ungehindert durch die Nase atmen kann. Eine leichte Salzlösung wird aus der hohlen Handfläche durch ein Nasenloch aufgesaugt und durch den Mund ausgespuckt.

Depressionen

Die meisten Asanas haben positive psychosomatische Auswirkungen, vor allem Pranayama, die sich besonders empfehlen. Davor praktiziert man am besten Vihrasana, Pashimottasana, Halasana, Bhujangasana, Shalabhasana, Vakrasana, Sarvangasana und Savasana.

Diabetes

Hier empfehlen sich Übungen, die die Pankreas-, Magen- und Dünndarmtätigkeit anregen: Suryanamaskara, Pashimottasana, Yogamudra, Dhanurasana, Matsyendrasana, Mayurasana, Sarvangasana.

Pranayama: Zwerchfellatmung, Sunyak Pranayama mit Bhandas. Dhauti (Satkriyas) ist das wiederholte Schlucken einer leichten, mit Wasser getränkten Gaze, die anschließend wieder aus dem Magen gezogen wird. Beim Nauli (Satkriyas) wird eine größere Menge Wasser oder eine leichte Salzlösung getrunken. Mit Bewegungen der Bauchmuskulatur in Vajrasana oder Padmasana wird diese Flüssigkeit im Bauch gequirlt. Dann wird sie abgelassen und die Übung wiederholt, bis sauberes Wasser aus dem Rektum tritt. Diese Kur wird mit einer Periode vollkommener Ruhe abgeschlossen.

Dies sind sehr effektive Praktiken bei Diabetes, sollten aber nur unter Aufsicht einer kundigen Person ausgeführt werden.

Ayurveda empfiehlt Vaman und Virechan (Panchakarma). Des weiteren gibt es verschiedene Kräutertees, die den Blutzuckerspiegel drastisch senken, so daß bei Einhaltung einer strikten Diät zum Teil oder ganz auf Insulin verzichtet werden kann.

Erkältungen

Empfohlene Asanas: Halasana, Ushtrasana, Singhasana, Viparita-Karani, Sarvangasana, Savasana.

Pranayama: Kumbhak Pranayama, Kapala Bhati.

Weitere therapeutische Maßnahmen sind Jalneti (Satkriyas) und Nasya (Panchakarma) mit Pulvern, warmem Öl oder Kräuterinfusionen.

Bei ersten Anzeichen einer Erkältung gilt es, sofort die Mahlzeiten zu reduzieren oder zu fasten; daran anschließende Pranayama-Übungen und die Einnahme eines Gewürztees mit wärmenden Gewürzen (Zimt, Ingwer und Pfeffer) können ein Ausbrechen der Krankheit im Keim ersticken.

Fettleibigkeit

Falsche Ernährung, ungenügende Verdauung, mentale Probleme und das Fehlen körperlicher Aktivität sind Hauptursachen für Fettleibigkeit.

Praktisch in jedem Fall von Fettleibigkeit kann ein tägliches Yoga-Programm zu einer drastischen Gewichtsreduktion und

Revitalisierung führen. Hierzu eignen sich alle Asanas, vor allem aber diejenigen, welche Druck auf die Bauchgegend ausüben:

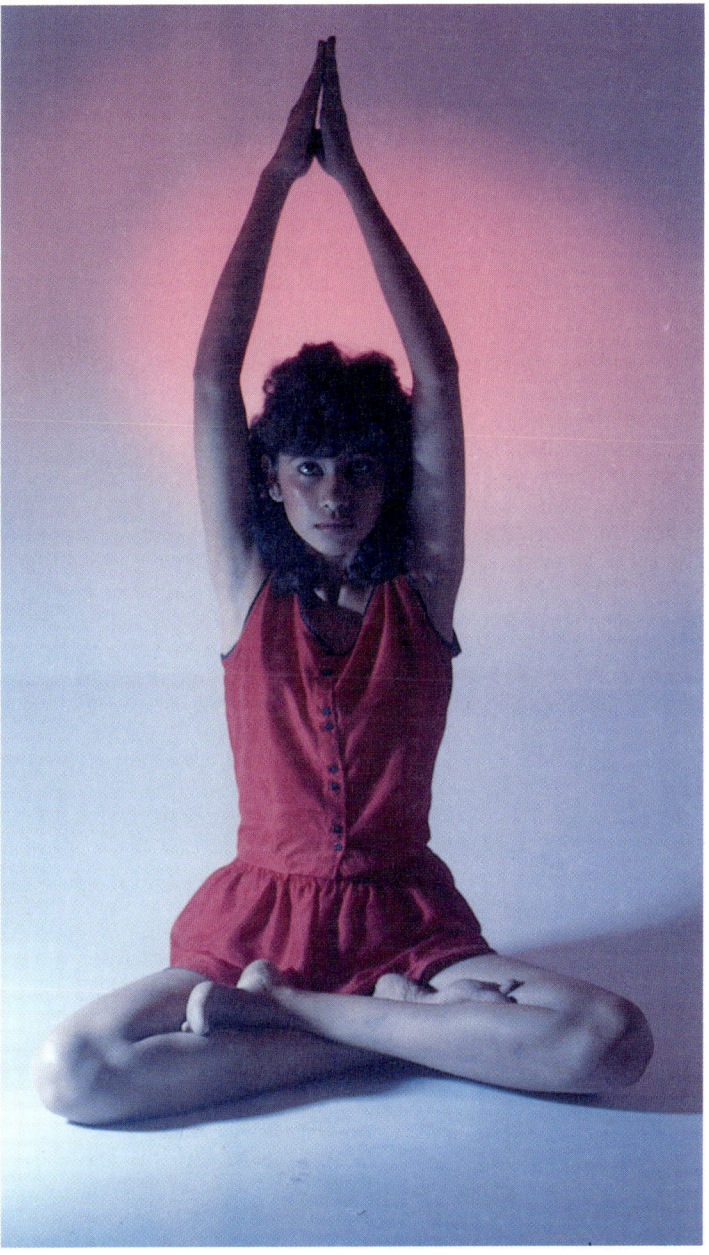

Talasana, Konasana, Bhujang-asana, Shalabasana, Vakrasana, Viprita-Karani, Nispanda Bhava, Dradhasana und alle Pranayama-Übungen. Die Übungen sollen so gut wie möglich ausgeführt werden. Exzessives Schwitzen wird nicht empfohlen.

Zusätzlich sollte vor jeder Mahlzeit 10 Minuten lang Savasana geübt werden, welches nervöse Spannungen sowie Voreingenommenheit beseitigt und die Verdauungsorgane entspannt. Während des Essens soll man sich auf den Geschmack jeder Speise konzentrieren. Der Magen darf nur ein Drittel mit Nahrung gefüllt werden. Ein weiteres Drittel muß für Wasser freigehalten werden und eines für Luft. Fasten wirkt sich für Fettleibige positiv aus und sollte daher regelmäßig praktiziert werden. Des weiteren empfiehlt sich einfache Vollwertkost. Zwischen den Mahlzeiten ist auf eine Nahrungsaufnahme strikt zu verzichten, denn die Verdauungsorgane müssen auch einmal ausruhen können.

Hämorrhoiden

Der wirkliche Feind, der Hämorrhoiden verursacht, ist die Verstopfung, welche durch konstanten Druck die Venen der Analregion krampfadernartig werden läßt. Deshalb gilt es zuerst die Verstopfung zu beseitigen.
Asanas: Vrishasana, Yogamudra, Halasana, Ushtrasana, Dhanurasana, Shalabhasana, Pavanmukta, Sarvangasana, Savasana, Yoganidra und alle Pranayama-Übungen.
In der täglichen Ernährung muß Fleisch durch leicht verdauliche Vollwertkost ersetzt werden. Eine Entschlackungskur mit Virechan (Panchakarma) und Basti (Satkriyas oder Panchakarma) ist ebenfalls von großer Hilfe.

Hypertonie

Zu hoher Blutdruck kann von anderen Krankheiten wie Diabetes, Nephritis, Verhärtung der Arterien etc. herrühren oder auch primären Ursprung haben. Im ersten Fall müssen zunächst die sekundären Krankheiten behandelt werden.
Asanas: Sukhasana, Vajrasana, Vrishasana, Savasana, Yoganidra.
Pranayama: Pranayama 2 und Ujjain Pranayama in liegender Haltung (Savasana) sowie Pranayama 1 in Sukhasana.

Seit über 5000 Jahren kennt man in der Ayurveda die Heilpflanze Sarpagandha (Rauwolfia Serpentina). Die moderne Pharmaindustrie hat einige der Alkaloide dieser Pflanze isoliert, deren Gebrauch weitverbreitet ist, über längere Zeit eingenommen aber unerwünschte Nebeneffekte hervorruft. In der Ayurveda, wo die rohe Wurzel zu Pulver verarbeitet und dreimal täglich ein halber Teelöffel verabreicht wird, hat man während der letzten paar tausend Jahre keine schlechten Erfahrungen gemacht.
Ein weiteres natürliches, äußerst wirksames Heilmittel, das sich in jedem Haushalt findet, ist der Knoblauch. 1–3 Gramm Knoblauch zu einer Paste verarbeitet und vermischt mit etwas Buttermilch (3 x täglich) kann geradezu Wunder bewirken.
Eine andere effektive Methode ist Drava (Vorbehandlung von Panchakarma), wobei Sesamöl, Milch und Bala (Sida Rombifolia) zusammen erhitzt werden. Danach wird das Öl in ein über dem Patienten hängendes Gefäß gegeben. Aus diesem Gefäß fließt, einem dünnen Faden gleich, das warme Öl auf die Stirn zwischen den Augenbrauen. Morgens täglich für eine halbe Stunde ausgeführt, senkt diese Kur auf spektakuläre Art und Weise den Blutdruck.

Kopfschmerzen

Es gibt vielerlei Arten von Kopfschmerzen. Hier wollen wir deshalb allgemeingültige Regeln behandeln:
Asanas: Yogamudra, Hastapadasana, Trikonasana, Shashangasana, Halasana, Karnapithasana, Suptavajrasana, Konasana 3, Pavanmuktasana, Viprita-Karani, Sarvangasana, Savasana, Nispanda-Bhava.
Pranayama: Kumbhak Pranayama, Ujjain Pranayama, Kapala Bhati.
Bei akuter Migräne können Jalneti (Satkriyas), Nasya (Panchakarma) und Vaman (Panchakarma) angewandt werden.
Ernährung: In Öl gebratene und scharf gewürzte Speisen müssen vom Speiseplan gestrichen werden. Auch Yoghurt und andere saure Speisen haben eine ungünstige Wirkung und sind deshalb eher zu meiden. Der Körper soll täglich eine halbe Stunde dem Sonnenlicht ausgesetzt werden.

Nervosität

Asanas: Sukhasana, Padmasana, Vajrasana, Yogamudra, Vihrasana, Savasana, Nispanda Bhava.
Pranayama: Ujjain Pranayama in Savasana, Pingala, Ida.

Rheuma

Fleischkonsum ist einer der Hauptgründe für Rheuma und Arthritis, denn der hohe Stickstoffanteil des Fleisches kann durch die normalen Ausscheidungssysteme des Körpers nicht vollständig eliminiert werden. Deshalb wird dieser zusammen mit vielen anderen Toxinen in den Gelenken und Muskelgeweben abgelagert. Eine Umstellung auf vegetarische Kost bringt daher sofort Erleichterung. Saure, ölige und sehr kalte Speisen sollten vermieden werden. Wichtig ist auch, daß man jegliche Verstopfung verhindert und regelmäßig natürliche laxative Reinigungskuren macht (Virechan). Tägliche Ölmassagen (Vimardhanam) und die Beseitigung von Toxinen durch therapeutisches Schwitzen (Swedanam) leisten große Hilfe.
Asanas: Pashimottasana, Halasana, Shalabhasana, Bhujangasana, Vakrasana, Matsyendraasana, Sarvangasana.

Unreine Haut

Die Haut ist der Spiegel unseres Gesundheitszustandes. Eine gesunde Person oder ein Yogi besitzt eine leuchtende Ausstrahlung, während diese bei einem kranken Menschen fehlt. Blut-, Leber- und andere Krankheiten können von der Haut abgelesen werden. Im folgenden sind die verschiedenen Krankheiten kurz behandelt:

☐ Hypersensibilität/Allergien bei Medikamenten, Chemikalien usw.: Den Kontakt oder die Einnahme der die Allergie ver-

ursachenden Substanz sofort einstellen und den Körper von den Rückständen durch Fasten, Asanas, Pranayama und Satkriyas befreien. Einnahme von Triphala (3-Früchte-Pulver) mit 20–30 ml Wasser vor dem Schlafengehen.

☐ Psychosomatische Hautkrankheiten: Im Fall von Neurodermitis muß der Patient lernen, den Juckreiz nur zu beobachten, ohne zu kratzen, denn sobald dieser Trieb zum Kratzen unter Kontrolle ist, wird auch das lästige Jucken aufhören. Dabei helfen Asanas wie Savasana, wo man sich in der Entspannungsphase fest vornimmt, nicht zu kratzen, nicht zu kratzen, nicht zu kratzen.

☐ Hautinfektionen: Hier helfen Fasten, Anpassung an eine vegetarische Diät, Satkriyas, die den Magen und Darm reinigen, sowie tägliches Praktizieren von Asanas und Pranayama. Einnahme von Triphala mit 20–30 ml Wasser vor dem Schlafengehen.

Generell ist das Asana Surya Namaskara zu praktizieren, wobei der Körper den Strahlen der aufgehenden Sonne ausgesetzt werden soll und so lange geübt wird, bis der Körper ins Schwitzen gerät.
Pranayama 1 und 2, Kumbhak Pranayama, Sunyak Pranayama und Kapala Bhati versorgen den Körper mit reichlich Prana. Süßigkeiten, Fleisch sowie ölige Substanzen sollten vom Speiseplan gestrichen werden. Empfehlenswert ist auch das einmal wöchentliche Fasten (beginnend nach dem Mittagessen bis zum Mittag des folgenden Tages).

Vorzeitige Alterungserscheinungen

Niemand ist zu alt, um mit dem Yoga zu beginnen. Wenn es nicht möglich ist, schwierige Asanas auszuführen, können trotzdem einfachere Haltungen und vor allem die richtige Atmung und Entspannungsübungen praktiziert werden. Yoga stattet uns mit drei mächtigen Waffen gegen vorzeitiges Altern aus:

1. Asanas wie Yogamudra, Pashimottasana, Dshanushirasana, Hastapadasana, Shashangasana, Halasana, Shalabhasana, Konasana 3, Pavanmuktasana, Viprita Karani und Sarvangasana erhöhen den Arterienfluß im Kopf, »bewässern« das Gehirn und stimulieren so die mentalen Energien; des weiteren nähren diese Übungen die Gesichtshaut und verhindern bzw. beseitigen Fältchen.
2. Pranayama revitalisiert den ganzen Körper mit neuer Lebenskraft.
3. Der letzte im Bunde ist eine ausgeglichene Yoga-Diät. Eine natürliche Vollwertkost mit frischen Früchten bildet die ideale Ernährung.

Ölmassagen (Vimardhana) mit wärmenden Ölen wie Sesam oder Senfsamen halten Haut, Knochen und Gelenke geschmeidig. Zudem bietet Ayurveda einen immensen Schatz von verjüngend wirkenden natürlichen Substanzen. Schon häufig war zu beobachten, wie ältere Yoga-Schüler nach kurzer Zeit ihr Aussehen verjüngt sowie ihre intellektuelle Kapazität und Vitalität drastisch erhöht haben.

Bildnachweis:
Hans-Heinrich Rhyner,
Kuldip Dhiman, Louis Stalder
Yantra-Design: Laksman Das
Umschlaggestaltung: F & H
Werbeagentur GmbH, München
Titelfoto: Louis Stalder

Demonstratoren:
Bea, Amita, Deborah, Jeetu,
Ramanand, Hans-Heinrich

Kostüme:
Jaya Kaushalya Rhyner

**Bezugsquelle
für Ayurveda-Produkte:**
ARC (Ayurveda Research Centre
International), Postfach 279,
CH-8600 Dübendorf-Zürich

Lektorat: Edith Ch. Kiel
Layout: Anton Walter,
         Gundelfingen

BLV Gesundheits-Ratgeber – speziell für Sie ausgewählt

BLV Sportpraxis 241
Hans H. Rhyner
Richtig Yoga

Yoga unter sportlich-gesundheitlichen Aspekten: Theorie, leicht nachvollziehbare Übungen, Yogahaltungen mit vorbeugender oder heilender Wirkung.

3. Auflage, 127 Seiten, 78 Farbfotos, 70 Vignetten, 7 farbige Zeichnungen.

BLV Sportpraxis 248
Kyong Myong Lee
Richtig Taekwondo

Die Kunst der unbewaffneten Selbstverteidigung: geistiger und sportlicher Wert, Geschichte, Technik und Training, Taekwondo-Techniken, Wettkampf.

2. Auflage, 160 Seiten, 22 Fotos, 666 Zeichnungen, 30 Grafiken

BLV Sportpraxis 266
Wolfgang Metzger/Zhou Peifang
Richtig Taijiquan

Für jedermann geeignete Einführung in Theorie und Praxis: anschauliche Darstellung der Bewegungsabläufe und der Kurzen Peking-Form; Vorschläge zum Lernen und zur Übungsgestaltung.

128 Seiten, 101 Fotos, 31 Bildserien mit 203 Einzelzeichnungen

Timothy Tung
Wushu

Das chinesische Ganzheitsprogramm für Gesundheit und Wohlbefinden: Übungsbuch mit rund 1000 Abbildungen zum Erlernen der jahrtausendealten Bewegungskunst.

144 Seiten, 997 Zeichnungen

Kay Porter/Judy Foster
Mentales Training

Der moderne Weg zur sportlichen Leistung: Praxisbuch zum Erlernen und Anwenden der Techniken des mentalen Trainings mit Arbeitsblättern zur Erarbeitung persönlicher Leistungsziele.

2. Auflage, 151 Seiten

Dagmar Sternad/Klaus Bozdech
Spaß mit Stretching

Leicht und überall anwendbares Übungsprogramm für alle Leistungsstufen: Einsteiger, Anspruchsvolle und Könner; Ziele des Stretching; Extra-Programme zum Aufwachen, Ausarbeiten, Auslaufen und Auftanken.

95 Seiten, 66 Farbfotos, 1 Zeichnung